T0179955

HIPOTIROIDISMO,

SALUD

&

FELICIDAD

HIPOTIROIDISMO,
SALUD
&
FELICIDAD

El ACERTIJO *de la* ENFERMEDAD *al* DESCUBIERTO

STEVEN F. HOTZE, MD

Advantage®

Publicado por Advantage en Charleston, Carolina del Sur.
Miembro del Grupo Advantage Media.

ADVANTAGE es una marca registrada y el colofón Advantage es una marca del Grupo Advantage Media, Inc.

Impreso en los Estados Unidos.

ISBN: 978-159932-488-3
LCCN: 2014931599

Esta publicación esta diseñada para proveer información precisa y autoritaria acerca de la temática tratada. El libro es vendido con el entendimiento que el editor no esta comprometido a prestar servicios legales, de contabilidad o profesionales de cualquier otro tipo. Si se requiere de consejos legales o cualquier otra asistencia de un experto, se deben buscar los servicios de un profesional competente.

 El Grupo Advantage Media esta orgulloso de formar parte del programa Tree Neutral®. Tree Neutral compensa por el número de árboles que fueron utilizados en la producción e impresión de este libro al tomar iniciativas proactivas, tales como plantar árboles en proporción directa al número de árboles que fueron usados para imprimir este libro. Para aprender más acerca del programa Tree Neutral, por favor visite la página **www.treeneutral.com**. Para aprender más acerca del compromiso de Advantage por ser un auxiliar responsable del medio ambiente, por favor visite la página **www.advantagefamily.com/green**

El Grupo Advantage Media es una casa editorial de libros de negocios, superación personal y libros de desarrollo profesional y aprendizaje en línea. Nosotros ayudamos a empresarios, líderes de negocios y profesionales a compartir sus historias, pasión y conocimiento para ayudar a otras personas a aprender y desarrollarse. ¿Tienes un manuscrito o idea para un libro que te gustaría que consideráramos para publicación? Puedes visitar nuestra página **advantagefamily.com** o llamar al número **1.866.775.1696**.

Dedico este libro a mi mentor y amigo, Richard Mabray, MD, quien me mostró el método de evaluación y tratamiento de pacientes con hipotiroidismo del doctor Broda Barnes.

AGRADECIMIENTOS

Cuando escribí *Hormonas, Salud y Felicidad*, creía firmemente que llevaba en sus páginas un mensaje de esperanza. Desde su publicación en 2005 hemos ayudado a decenas de miles de pacientes o «huéspedes» del Hotze Health & Wellness Center a recuperar su salud y retomar sus vidas. Escribí *Hormonas, Salud y Felicidad* para todos aquellos que, como usted, se sentían cansados de sentirse cansados y enfermos y estaban dispuestos a cambiar sus vidas.

Este segundo libro, *Hipotiroidismo, Salud y Felicidad*, también es para usted. Todos llevamos dentro el germen de la grandeza, además del deseo de descubrir nuestra capacidad para ser mejores personas y generar valor en las vidas de los demás. Si no gozamos de buena salud, será difícil alcanzar nuestras metas. Así que deseo que en estas páginas encuentre la información y motivación para que usted y su familia, amigos y colegas, sigan el camino al éxito.

Quien sepa lo que implica escribir un libro sabe de las numerosas personas detrás de su publicación, y a esas personas me gustaría darles las gracias.

A mi madre, Margaret Hotze, una de las mujeres más fuertes que conozco. Ha sido una constante fuente de inspiración a lo largo de toda mi vida. Crecí en un hogar católico y fue ella quien se aseguró de que cultivará mi Fe en Jesucristo durante los primeros doce años escolares. Mamá estudió periodismo en la Universidad de Texas y ha escrito mucho durante su vida; por supuesto, fue ella quien me enseñó a escribir. Pero no solo eso, también me enseñó a pensar por mi cuenta y a no seguir al rebaño. La quiero y admiro profundamente.

A mi padre, Ernest Hotze, cuya influencia sigue presente en mi vida. Para él, nunca nadie fue un extraño. Fue un vendedor y empresario entusiasta. Fundó la Compressor Engineering Corporation (CECO) en 1964, que ahora dirigen cuatro de mis hermanos, y emplea a más de 400 personas. Papá dejó una cuantiosa herencia para sus ocho hijos y 46 nietos.

A mi hermosa, cariñosa y dedicada esposa desde hace 44 años, Janie, madre de ocho hijos y abuela de 17 nietos. No solo crió con alegría a nuestra gran familia, sino que también trabajó en el Hotze Health & Wellness Center en los primeros y críticos años del centro. Su consistencia, dedicación y fe en mí me motivaron a perseguir mis metas. Es mi principal porrista.

A Monica Luedecke, presidenta de Hotze Enterprises, quien ha trabajado a mi lado durante los últimos 22 años y se ha convertido en una líder indispensable para la organización. Ella fijó el objetivo de escribir este libro y jugó un papel importante en el proceso. Impulsó el proyecto desde el principio, desde su escritura y hasta su edición. Formó un equipo interno y otro externo para trabajar en el libro, se puso en contacto con la editorial y se aseguró de que cumpliéramos con las fechas de entrega. Si no fuera por Monica, el libro no estaría en sus manos ni al alcance de las millones de personas que se beneficiarán luego de entender cómo es que el hipotiroidismo afecta negativamente cada parte de su cuerpo, lo que podría ayudarles a resolver el acertijo de su enfermedad. El libro existe gracias a la disciplina de Monica, y se convertirá en una guía para millones de personas, para que de forma natural recuperen su salud, transformen sus vidas y mejoren su mundo.

A Jenny Perot, una joven que trabajó en el primer borrador del libro, le agradezco su esfuerzo.

A Stacey Bandfield, mi directora de programación, y pieza clave en la realización del libro. Stacey colaboró en la revisión y edición de cada capítulo y, todavía más importante, me ayudó a calcular el tiempo necesario para terminar el proyecto. La ayuda de Pam Whitfield, su asistente, fue fundamental para identificar y referenciar las múltiples fuentes mencionadas en el texto. Estoy sumamente agradecido.

Al excelente equipo de Advantage Media, sobre todo a Adam Witty, su fundador y director general; a Sonya Giffin y Alison Morse, quienes de forma profesional nos llevaron por los pasos necesarios para publicar el libro. Denis Boyles, Brooke White y Rich Laliberte evaluaron y realizaron la edición final del texto, puliéndolo para que brillara.

A Gina Teafatiller, nuestra directora de marketing, quien trabajó junto con Advantage Media en la creación del cronograma para la publicación, el diseño de la portada y, en general, en todo el proceso de marketing. No fue una tarea fácil, pero con el sudor de su frente salió adelante. Le agradezco su incansable esfuerzo.

También me gustaría agradecerle a los doctores Richard Mabray, Julian Whitaker, Thierry Hertoghe, Erika Schwartz y David Brownstein, pues me han motivado e inspirado para seguir ofreciendo opciones naturales para conseguir una buena salud.

A mis colegas, los brillantes doctores David Sheridan y Donald Ellsworth, apasionados por atender a nuestros invitados en el Hotze Health & Wellness Center; tanto como nuestra enfermera, Debbie Janak y nuestra médico asistente, Amber Littler. Ellos comparten la pasión por el servicio con el resto de nuestro equipo de profesionales de la salud. Todos se han aliado con nuestros invitados para, de forma natural, conseguir la salud y el bienestar deseados, y recuperar sus vidas. Sin este magnífico equipo de profesionales no podríamos ofrecer la experiencia y hospitalidad que dan esperanza a nuestros huéspedes.

Estoy en deuda con las personas que mencioné, por su inspiración y esfuerzo. Sin embargo, la disposición de nuestros huéspedes de compartir sus historias hizo posible este libro. Se tomaron el tiempo, hicieron espacio en sus apretadas agendas para ser entrevistados y compartir sus experiencias y ayudar a otras personas. Y aunque no pudimos incluir todas las historias, agradezco sinceramente a todos aquellos invitados que entrevistamos o nos enviaron sus relatos.

Los huéspedes del Hotze Health & Wellness Center eligieron tomar las riendas de sus vidas e invertir en su salud. Nos mantienen, a mí y a los más de noventa miembros de nuestro equipo, enfocados en nuestra visión, liderar la «revolución del bienestar» que cambiará la forma de atender a hombres y mujeres de edad media, a través de un enfoque natural y de hormonas naturales bioidénticas. Nuestros huéspedes nos recuerdan que la buena salud es esencial para disfrutar de una vida feliz y completa. Tenemos el deber moral de asociarnos con la mayor cantidad posible de personas para ayudarles a disfrutar de una mejor calidad de vida.

Más de 100,000 personas nos han buscado para contarnos sus historias de problemas con la salud y cómo esto les quitó la alegría de vivir. Aunque cada persona cuenta una historia diferente, los síntomas son bastante parecidos. El hipotiroidismo no diagnosticado sigue siendo el hilo conductor en cada relato.

Escribí este libro para usted. Por favor, llévelo en el corazón, pues podría cambiarle la vida.

ÍNDICE

PRELUDIO

SABIDURÍA PERDIDA

L a tecnología y a las farmacéuticas han alejado a la medicina moderna de aquella del siglo XIX. Sin embargo, esto no significa que los métodos utilizados por los pioneros de la medicina hayan perdido relevancia en nuestros días. De hecho, es asombroso saber que algunos de los primeros descubrimientos siguen influyendo de forma directa –aunque pasen desapercibidos– en numerosos problemas de salud actuales, en pleno siglo veintiuno. Es más, entender el proceso evolutivo de ciertos métodos y descubrimientos podría recordarnos valiosas lecciones que se han ido perdiendo y hasta olvidado con el paso de los años.

Aunque avanzaba a pasos agigantados, la medicina como ciencia seguía en pañales en los últimos años del siglo XIX. Sobre todo en Inglaterra, en donde un prominente grupo de médicos fundó la Sociedad Clínica de Londres, cuyos miembros se reunían cada cierto tiempo para discutir los problemas médicos de aquel entonces. A principios de la década de 1880, la sociedad se propuso investigar el misterio que surgió a partir de un intrigante conjunto de observaciones clínicas, surgidas todas al mismo tiempo.

En esa época, muchas personas –principalmente mujeres– llegaron a la sociedad con síntomas y señales relacionadas a los síntomas y señales que los médicos detectaban en individuos con cretinismo.

Hoy, la palabra *cretino* se usa para denominar a una persona de conducta estúpida o absurda, pero en aquellos años el cretinismo no se relacionaba con el carácter, sino con una serie de rasgos clínicos visibles. Se les llamaba cretinos a los individuos de deficiente desarrollo a partir de la infancia. No eran enanos; más bien, personas de baja estatura que compartían ciertas características, como lengua engrandecida, cabeza de mayor tamaño, y piel hinchada. Además, los cretinos nunca llegaban a desarrollarse emocional o mentalmente.

Algunos cretinos, los más jóvenes, sufrían del engrandecimiento de una glándula en el cuello –o bocio–, que ahora conocemos como tiroides. La tiroides produce hormonas vitales para mantener el crecimiento y regular el metabolismo del cuerpo. Sin embargo, en la Europa del siglo XIX, los doctores no tenían idea de la función de esta glándula. Suponían que el fluido de la tiroides era importante para el funcionamiento del cuerpo, que estimulaba el sistema nervioso, o que reducía el número de toxinas en el cuerpo. Pero la medicina de aquellos días no sabía sobre la existencia de las hormonas y no tenía idea de que la falta de una sustancia derivada de un órgano pudiera provocar alguna enfermedad.

A pesar de todo, los médicos seguían juntando las piezas del rompecabezas que terminaría llevándolos a conseguir importantes avances en la comprensión y tratamiento de las enfermedades hormonales. Los doctores sabían que el cretinismo de algún modo se relacionaba con el funcionamiento de la tiroides. Luego, gracias a los casos que llegaban a la sociedad, supieron que las mujeres de edad media con un desarrollo físico, mental y emocional adecuado podrían presentar señales similares a aquellas de personas con cretinismo.

¿Qué era entonces este mal que presentaban los adultos? ¿Qué lo provocaba? ¿Qué tenían en común los individuos con cretinismo y las mujeres antes saludables que desarrollaban síntomas similares a los primeros? La sociedad creó un comité liderado por el doctor William Ord para realizar un estudio de cinco años de duración para responder a estas preguntas. El comité envió cartas a destacados médicos de todo el Reino Unido, preguntándoles si habían atendido pacientes con síntomas de cretinismo. Muchos los habían tenido, y la sociedad terminó evaluando 109 casos.

──────── SABIAS PALABRAS ────────

Clínico: aunque suele intercambiarse indistintamente con la palabra «médico», el término *clínico* se refiere a una forma específica de cuidados médicos basada en el tratamiento y observación de pacientes en una clínica o en cama. Este enfoque práctico hace que el enfoque clínico sea más personal, basado en la experiencia y no solo en la teoría o medicina experimental, aunque cada uno de los aspectos anteriores tienden a ser interdependientes.

ENTE DESCONOCIDO

En mayo de 1888 el comité presentó su reporte en una de las juntas de la Sociedad Clínica de Londres, en una sala inusualmente repleta. Algunos asistentes venían de lugares lejanos, como los Estados Unidos. El reporte no solo abordó observaciones clínicas obtenidas en el Reino Unido, sino de todo el continente europeo. Su título hacía referencia a la «mixedema», un término acuñado por Ord para describir la inflamación provocada por una espesa sustancia mucosa encontrada debajo de la piel de pacientes que sucumbieron ante la enfermedad. La mixedema representaba un nuevo ente clínico, nunca antes descrito. Y aunque el término de Ord no ha salido de los círculos médicos, la condición reflejada y luego definida en su grupo sigue vigente 125 años después. Estas son algunas de las observaciones características de la condición:

- Las mujeres resultaron seis veces más afectadas.

- En cada caso en donde se practicó un examen patológico después de la muerte, la tiroides del paciente resultó anormal, incluso cicatrizada, dañada, degenerada o destruida. En la mayoría de los casos, la glándula había dejado de funcionar.

- Los pacientes experimentaron una alta cantidad de síntomas, como las principales señales de cretinismo, es decir, lengua engrandecida, piel hinchada o pálida y uñas quebradizas. Además, padecieron síntomas menores que siguen presentes en muchas mujeres ya en el siglo XXI, como fatiga, problemas de peso, sensibilidad al frío (sobre todo en manos y pies), incapacidad para concentrarse o pensar con claridad (lo que varios pacientes ahora llaman ««niebla mental»), insomnio, malos hábitos para dormir, cambios de ánimo, depresión, ataques de pánico, ansiedad, constipación, intestino irritable, pérdida de cabello, infecciones crónicas, y ciclos menstruales alterados.

Dejando de lado la descripción clínica, los médicos del comité reportaron numerosas observaciones desde diferentes puntos del mundo occidental, útiles para iluminar el papel de la tiroides y por fin aclarar la forma del tratamiento.

Por ejemplo, en algunos estudios en animales se descubrió que al remover la tiroides (o tiroidectomía), los animales desarrollaron síntomas como baja temperatura corporal y metabolismo lento, deteriorándose gradualmente, de forma prematura, hasta morir. Y lo mismo ocurrió con las personas. En los casos en que los médicos trataron el bocio con la remoción de la tiroides, la salud de los pacientes fue deteriorándose; presentaron síntomas y señales de mixedema y fallecieron en uno o dos años. Aunque lo sucedido con los pacientes humanos fue una tragedia, el hallazgo ayudó a entender mejor la enfermedad, y dejó en claro que las personas no pueden sobrevivir sin la tiroides. En Suiza, Alemania, Austria —en donde el bocio era relativamente común—, un médico notó el rápido declive de los pacientes sometidos a tiroidectomías e intentó algo diferente: remover solo una parte de la glándula. A esos pacientes les fue mejor.

LA REPOSICIÓN DE LA TIROIDES

A pesar de lo anterior, el reporte del comité no ofrecía respuestas claras para el tratamiento. La tiroidectomía arrojó resultados distintos y los estimulantes para revolucionar el metabolismo no fueron de mucha ayuda. De todas formas, los cinco años de trabajo del grupo de Ord fijaron los cimientos para el importante avance que se lograría tres años después. A sabiendas de la importancia de la tiroides, el médico George Redmayne Murray inyectó extractos de la tiroides de una oveja a una mujer de 46 años de edad con mixedema. Bautizó su tratamiento con el nombre de «organoterapia». En China, siglos antes de aquello, se había intentado una variación de esta práctica, pero los demás médicos se burlaron del enfoque de Murray, con todo y la notable mejoría de la paciente. (De hecho, pudo vivir una vida saludable y falleció a los 74 años, en 1921.) Luego de que Murray publicara sus resultados, otros doctores reportaron resultados similares con la reposición de la tiroides.

Con el ocaso de aquel siglo, y en los primeros años del siguiente, fueron mejorándose los tratamientos para la tiroides. Como era complicado inyectar extractos de tiroides de oveja, los médicos comenzaron a utilizar glándulas secas o desecadas, que resultaron ser también efectivas, estables y más sencillas de manipular, además de más baratas. Asimismo, ajustaron la dosis para que los pacientes no recibieran tanta en poco tiempo, y se desarrolló un sistema farmacéutico de medidas para regular las recetas. Basaron el diagnóstico y tratamiento en la observación clínica: si los pacientes mostraban síntomas típicos de los problemas de tiroides, los doctores comenzaban con la reposición de la glándula. Si mejoraban, se confirmaba el diagnóstico.

Mientras Europa padecía la Primera Guerra Mundial, la investigación de la tiroides siguió avanzando. Se descubrió la hormona tiroidea –o tiroxina, de la que luego se supo era una de sus principales formas– y se descifró su estructura química. Se entendió que los extremos de la mixedema y su espectro de síntomas eran desórdenes provocados por una baja función tiroidea, o lo que hoy conocemos como hipotiroidismo.

La inserción de tiroides natural desecada fue el tratamiento más común para el hipotiroidismo –diagnosticado gracias a la observación clínica– durante la primera mitad del siglo XX. La tiroides desecada era «natural» porque provenía de glándulas reales, normalmente de cerdos. De hecho, Armour, la famosa empacadora de carne, era el principal proveedor. Aunque no todos los doctores estaban al día con los problemas de hipotiroidismo, los que sí, constataron la mejora en la salud de los pacientes que recibían la tiroides desecada.

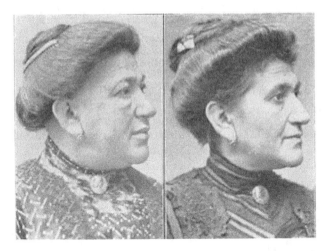

Fuente: Registro médico de Hertoghe, E., septiembre de 1914, Vol. 86, número 12, 489-505

> *Si los pacientes mostraban síntomas típicos de los problemas con la tiroides, los doctores comenzaban con la sustitución de la glándula. Si mejoraban, se confirmaba el diagnóstico.*

CAMBIO DE ENFOQUE

Hoy, muchos médicos desconocen el importante papel que juega la tiroides en la salud de las personas. Este libro le mostrará el valor del cuidado de la glándula para combatir una gran cantidad de males comunes todavía vigentes, a pesar de los descubrimientos y las bases establecidas hace más de un siglo con respecto al tratamiento para los problemas de la tiroides. También le informará la forma en que varios métodos arraigados en la medicina moderna empeoran los problemas de muchísimos pacientes.

Como veremos, ocurrió un cambio esencial en el cuidado de la tiroides, alejándose así de aquellos promisorios comienzos que condujeron a décadas de tratamientos efectivos durante la mitad del siglo pasado. A partir de la década de 1960, las farmacéuticas comenzaron a fabricar tiroides sintéticas, y lanzaron una vasta campaña publicitaria. La tiroides natural desecada perdió popularidad entre los médicos, despejándole el camino a la versión sintética, que se convirtió en la predilecta de los endocrinólogos y otros médicos especializados en los problemas de tiroides.

Examinaremos las razones por las que muchos doctores —pero sobre todo pacientes— exigen métodos naturales, más fieles a las raíces del tratamiento de la tiroides establecido por Ord, Murray y otros pioneros. Veremos por qué el hipotiroidismo es responsable de muchos males modernos, aunque sigan pasándose por alto. También analizaremos cómo la cultura médica obstruye al pensamiento independiente, fortaleciendo con esto un modelo ajeno a un gran número de personas que de otra forma llevarían vidas más saludables, productivas, mejores.

EL PAÍS DE LA BAJA FUNCIÓN TIROIDEA

Mi pueblo muere por la falta de conocimiento.

—OSEAS 4:6

Este libro propone que el declive de la salud de los estadounidenses, específicamente el declive en *su* salud, es causado principalmente por el hipotiroidismo.

La afirmación se sustenta en observaciones clínicas, investigación, y problemas asociados con las prácticas actuales de la medicina. El libro es un reto y una guía médica. Y uno de los retos para la medicina actual parte de la pregunta: ¿Son los estadounidenses personas más sanas, felices y productivas gracias al diagnóstico y tratamiento de los problemas de salud actuales? Echemos un vistazo al estado de salud de la población de los Estados Unidos, y decídalo usted mismo:

- Si el sistema de salud en nuestro país funciona, ¿por qué 67% de los ciudadanos padecen de sobrepeso y 33% sufren de obesidad? Compare la tasa de obesidad con la de un par de países que sirven pasta y pan en cada comida, la de Italia, 8% o Francia, 9%. Lo anterior significa que la tasa de obesidad en los Estados Unidos es cuatro veces mayor que la de ambos países. De hecho, nuestro país es el más obeso del mundo.

- Los problemas de sobrepeso y obesidad han derivado en grandes aumentos en casos de diabetes tipo 2 (antes conocida como diabetes de adultos), presión alta, enfermedades del corazón, artritis degenerativa, alzheimer y cáncer.

- El costo de la atención médica es diez veces mayor que el de 1980; pasó de 256 mil millones a 2.6 billones de dólares en 2010[1,] y el gasto público destinado a la atención médica ahora representa una quinta parte del producto interno bruto.[2]

Esto ha impulsado agudos ascensos en las primas de seguros de gastos médicos, lo que amenaza la estabilidad financiera de personas y negocios. El costo de los planes de atención médica de las empresas dobló su costo desde 2002.[3] También aumentaron los gastos de Medicare y Medicaid, poniendo en peligro la solvencia financiera de los gobiernos estatales y del mismo gobierno federal.

Somos personas con mala salud, un país enfermizo; nuestra gente se enferma cada vez más. Seguimos gastando en el mismo modelo para tratar enfermedades y obtenemos los mismos, si no es que peores, resultados. Si no cambiamos radicalmente, seguiremos el camino directo a la bancarrota, a la ruina como nación.

¿Qué provocó este terrible declive en la salud de los estadounidenses? ¿Por qué sufrimos esta epidemia de obesidad, diabetes, presión alta, enfermedades del corazón, artritis degenerativa, problemas gastrointestinales y cáncer? ¿Existe algún hilo conductor entre estos males que pueda ayudarnos a descubrir la causa de nuestros problemas de salud y la variedad de síntomas asociados a ellos?

Sí, creo que existen varios hilos conductores, y los presentaré en las siguientes páginas. Dentro del libro se encontrará con varios temas repetidos, pues se irán reforzando de diferentes formas. Si los hace suyos, suyos de verdad, y se rige por los principios que defiendo para conseguir y mantener un buen estado de salud de forma natural, tendrá la oportunidad de recuperar su salud y cambiar su vida. Apenas la consiga, querrá unir fuerzas conmigo para seguir con esta revolución de bienestar en los Estados Unidos.

Pero al final, es responsabilidad de cada uno. Ni el gobierno estatal ni el federal, mucho menos las aseguradoras, y ni hablar de sus empleadores, son responsables de su salud. Es usted. Así que, si está dispuesto a tomar las riendas de su salud, este es el libro indicado para hacerlo.

Las revoluciones cuestionan la estructura vigente en una sociedad. En la nuestra, eso significa poner en tela de juicio las prácticas médicas, regidas o reguladas por las grandes farmacéuticas y aseguradoras. También cuestiona la visión de los doctores con respecto a los más comunes, pero acuciantes, problemas de salud.

A continuación, algunos temas clave en los que me basaré y trataré más adelante:

Seguimos gastando en el mismo modelo para tratar enfermedades y obtenemos los mismos, si no es que peores, resultados

1. Estados Unidos es un país con hipotiroidismo

A donde quiera que voy, veo un mar de rostros con señales del hipotiroidismo. En hoteles, aeropuertos, restaurantes, peluquerías, supermercados, eventos deportivos y templos religiosos, estas personas viven sin saber que sus síntomas son el resultado de una baja función tiroidea.

Me rompe el corazón.

Quienes padezcan hipotiroidismo nunca podrán disfrutar de una vida plena, como Dios manda. Se sentirán cansados, padecerán infecciones y enfermedades crónicas, recurrentes, se sentirán deprimidos, con sobrepeso, agobiados y, al final, terminarán como espectadores de su propia vida, y no como actores de la misma.

El hipotiroidismo no discrimina, afecta a personas de todos los niveles socioeconómicos, no le importa si tienen problemas de dinero o son exitosos, si son celebridades o gente de a pie. Es un mal común, pero sigue pasando desapercibido, sin diagnosticar, o bien, mal diagnosticado. Para un médico, es mucho más sencillo recetar medicamentos para paliar los síntomas del hipotiroidismo que cuestionar el pensamiento actual y descubrir la causa subyacente de los múltiples síntomas presentes en aquellos que padecen hipotiroidismo no reconocido.

———— SABIAS PALABRAS ————

Hipotiroidismo: el término *hipo* se refiere a algo anormalmente reducido o deficiente. El *hipotiroidismo* se refiere a la condición caracterizada por la falta de actividad de la glándula tiroidea. Su forma más grave es la mixedema, una condición que apareció en la década de 1880, cuya descripción, de William Ord y sus colegas, aparece en el Preludio. Sin embargo, las formas más leves de hipotiroidismo pueden causar una amplia serie de problemas, comunes hoy en los Estados Unidos.

2. Los tratamientos efectivos y seguros para el hipotiroidismo han existido desde hace más de 100 años

En el Preludio vimos cómo hace tiempo la medicina descubrió algunos de los misterios fundamentales sobre la importancia de las hormonas tiroideas en la salud, y fijó los estándares para un tratamiento efectivo, seguidos por más de cincuenta años. Sin embargo, la medicina comercial sigue soslayando los problemas ocasionados por el hipotiroidismo, así como muchas de las soluciones probadas.

La verdad es que, no importa quién sea o cuánto dinero tenga, si no toma cartas en el asunto y no se ocupa de su salud, correrá el riesgo de recibir un mal diagnóstico. Esto le ha ocurrido a millones de personas, no solo afectándolos a ellos, sino también sus familias.

La situación es triste porque podría prevenirse. Si recuerda sentirse lleno de energía, vibrante, con oportunidades ilimitadas, pero ahora le queda la sensación de ser la sombra de lo que antes fue, de ir en una espiral directo hacia un estado de mala salud, entonces podría encontrar el beneficio de los tratamientos probados, aunque ignorados, para la tiroides.

3. Los estadounidenses se sienten cansados de sentirse cansados y enfermos

Los síntomas del hipotiroidismo son tan comunes que quizá ya los haya experimentado. Decenas de millones de personas se sienten cansadas de sentirse cansadas y enfermas. ¿Siente fatiga, padece problemas de peso, insomnio, depresión, ataques de pánico, ansiedad, niebla mental, dolor en músculos y articulaciones, constipación, problemas gastrointestinales, cosquilleo en manos y pies, pérdida de libido, infecciones recurrentes, irregularidades menstruales, pérdida de cabello (mujeres), piel seca o con sarpullido...? De ser así, ¿le han dicho que su flujo sanguíneo es normal? ¿Tiene un botiquín repleto de medicamentos? Si respondió afirmativamente, lo que leerá a continuación le llegará al fondo del corazón.

Si nos encontráramos dentro de un año, ¿qué tendría que cambiar en su vida para que se sintiera a gusto con el progreso en su estado de salud? ¿Quizá entrar en un vestido o traje de menor talla, asegurar un mejor empleo, pasar más tiempo de calidad con su familia y amigos? ¿Le gustaría sentirse mejor que el promedio de las personas? ¿Le gustaría sentirse con más vitalidad, en vez de cansado de sentirse enfermo y cansado?

Al avanzar por las páginas del libro descubrirá información crucial sobre los efectos adversos, dramáticos, que el hipotiroidismo podría tener en su calidad de vida. Espero que si se identifica con lo escrito en estas páginas, no solo aprenda a identificar los síntomas y busque tratamiento, sino que también aprenda a cuestionar al pensamiento convencional y busque soluciones diferentes antes de seguir, sin rechistar, la receta del médico. Si se siente mal, no es porque le falten medicinas; la gente no suele enfermarse y sentirse agotada por la falta de medicamentos en el cuerpo.

4. Los médicos acatan el dogma médico

No se sorprenda. A los médicos se les enseña a obedecer y no cuestionar a sus profesores. Quien ponga en tela de juicio al dogma médico es considerado un hereje y condenado al ostracismo. Muchos médicos se han olvidado de preguntarse –o nunca les han enseñado– «¿por qué?» Incluso olvidan hacerse las preguntas más básicas:

- ¿Por qué algunas personas son más propensas a tener mala salud y padecer enfermedades mientras que otras se mantienen saludables y vitales?
- ¿Por qué utilizamos medicamentos para ocultar síntomas en lugar de llegar a la raíz del problema?

- ¿Por qué la medicina se empeña en soslayar enfoques naturales para mejorar la salud?

Mi misión como médico, luego de atender a más de 25,000 pacientes y ayudarlos a recuperar sus vidas, es la de liderar una revolución del bienestar que ayudará a millones de personas que no saben que pueden conseguir y mantener un buen estado de salud de forma natural. La información contenida en el libro sigue oculta para el gran público, pero ahora se encuentra en sus manos. Decenas de millones de personas han perdido su buena salud por malos hábitos, por médicos con buenas intenciones pero enfoques erróneos que recetan medicamentos únicamente para esconder los síntomas. Solo usted puede tomar las riendas de su salud y cambiar su futuro.

En estas páginas encontrará historias inspiradoras sobre personas como usted, que batallaron con problemas de salud, pero eligieron recuperar su salud y sus vidas. No importa si es estudiante, recién casado, madre de familia, maestro, político, ejecutivo o jubilado, mi intención es transmitirle el conocimiento necesario para ayudarle a recuperar su salud, transformar su vida y mejorar su mundo de forma natural. La mejor forma de comenzar es ayudándolo a entender el común problema del hipotiroidismo y cómo podría afectarlo a usted y a su familia.

5. La industria farmacéutica y las aseguradoras dominan el mundo de la medicina

Las farmacéuticas promueven el tratamiento de los síntomas entre médicos y pacientes. La disposición de los médicos para recetar medicamentos que ocultan los síntomas en vez de diagnosticar la causa subyacente de los mismos ha creado un país de adictos que lentamente envenenan sus cuerpos hasta morir. Algunos de los medicamentos más populares son antidepresivos, ansiolíticos, medicamentos para dormir, analgésicos adictivos, para reducir el colesterol, anti-inflamatorios, anfetaminas para déficit de atención; todos acarrean graves efectos secundarios y todos pasan de mano en mano como si fuesen golosinas. Estamos ante un desastre de magnas proporciones.

Las farmacéuticas han comprado el apoyo de los líderes de la medicina convencional. Las aseguradoras controlan a los pacientes y el ingreso de los médicos. Varias sociedades médicas y sus líderes y numerosos profesores de las escuelas de medicina reciben dinero de las aseguradoras y farmacéuticas para promoverlas entre los médicos y entre el público en general. Los grandes laboratorios llenan las páginas de los diarios médicos con su publicidad y redactan el contenido de las conferencias celebradas por las mismas sociedades médicas.

A las empresas farmacéuticas no les interesa promover curas naturales porque debilitarían su propio modelo de negocio: venderle medicamentos a los pacientes. Y estas compañías tienen un gran peso al momento de tomarse las decisiones políticas que terminan prote-giéndolas de la competencia.

A las aseguradoras tampoco les interesa dar a conocer los métodos naturales. Una población saludable dejaría de pagar sus seguros de gastos médicos, provocando la caída de su negocio. Las aseguradoras se rigen por los consejos de cada uno de los 50 estados, quienes regulan sus tarifas para asegurarse de recibir un porcentaje fijo. Junto con el aumento de casos de presión alta, diabetes, enfer-medades del corazón, artritis degenerativa, enfermedades gastro-intestinales, alzheimer y cáncer, también aumentan los precios de las primas de seguros de gastos médicos, y crecen las arcas de las mismas compañías. Los consejos estatales otorgan a las aseguradoras el derecho de aumentar el precio de sus primas para garantizarles un porcentaje fijo. Si usted fuera dueño de alguna, ¿preferiría ganar 15%

de 5 mil millones de dólares por las primas, es decir, 750 millones, o 15% de 10 mil millones, que ascendería a mil quinientos millones?

Vivimos en la cultura de la información, conseguimos todo en Internet, y sin embargo es probable que no conozca los más básicos mecanismos de su cuerpo y qué hacer con ellos. Seguro ha confiado en doctores que, aunque bienintencionados, nunca llegan a la raíz del problema, a la causa de sus síntomas, sino que los controlan con diferentes medicamentos.

Conforme avanza con la lectura, por favor recuerde que la información sin acción resulta inservible. Permítame aconsejarle que busque ayuda para usted y sus seres queridos cuanto antes. Comparta este libro con su familia, colegas y amigos. Aprenderá cosas sobre su salud que quizá su médico no le dirá, y no porque quiera mantenerlo enfermo, sino porque ha sido entrenado desde la universidad para tratar sus síntomas con cirugías y medicamentos.

EL DINERO ES LO PRIMERO

En 2011, las farmacéuticas generaron ingresos totales por ventas de $320 mil millones de dólares. Con semejantes ganancias, estas empresas pueden saturar los espacios publicitarios en televisión para convencer al público, falto de educación, de comprar sus medicamentos. Y la publicidad paga bien. Los estadounidenses, que representan 5% de la población mundial, consumen más de 40% de los medicamentos fabricados alrededor del mundo. Las farmacéuticas usan ese dinero para contratar a miles de propagandistas y pagar campañas políticas que les consiguen importantes aliados en los dos principales partidos del país. Así que el viejo adagio sigue vigente: "El que paga al músico, elige la canción".

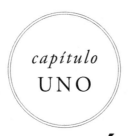

PREPARACIÓN DEL ESCENARIO

LA HISTORIA DE PEGGY

"Aprende a vivir con eso."

«**Q**uerido Dios: si así será mi vida, quiero que sea corta». Esta era la plegaria que Peggy, de 51 años de edad, susurraba.

El único futuro que vislumbraba pasaba por un camino cuesta abajo, resbaloso, desembocando en un cañón cubierto por la niebla. En su mente se difuminaban los recuerdos de sus momentos felices. Su existencia había empeorado con los años, de pronto plagada de dolor de huesos y de articulaciones, niebla mental, aumento de peso, depresión e insomnio. Los síntomas eran ya insoportables.

Un día mientras conducía a una cita con un cliente, Peggy reflexionó sobre aquello que podría estar reforzando la sombría visión de su futuro. ¿Cómo había llegado a ese punto? Tenía un esposo magnífico, un buen hijo y una exitosa carrera como agente de bienes raíces; sin embargo, su mente y su cuerpo se desmoronaban. Sencillamente se sentía cansada de sentirse enferma y cansada.

Cuando apenas era adolescente le diagnosticaron hipotiroidismo, es decir, una baja función de la tiroides causada por un mal de nombre tiroiditis autoinmune. A partir de ese momento, Peggy comenzó a tomar Synthroid, un medicamento de tiroides sintética. Desafortunadamente, el Synthroid había hecho poco para eliminar los síntomas de su hipotiroidismo.

Peggy se sometió a una histerectomía a los 38 años de edad, lo que aceleró el deterioro en su salud. Como a muchas mujeres después de la cirugía, le recetaron Premarin, un estrógeno equino extraído de la orina de yeguas embarazadas. A partir de ese momento, progresivamente empeoraron sus síntomas de fatiga, depresión, aumento de peso, problemas para pensar, y dolor muscular y en las articulaciones. Supuso que la dosis de medicamento tiroideo no era suficiente y que si el médico la aumentaba, podría sentirse mejor. Así que hizo una cita con el doctor para tratar sus problemas de salud y pedirle una revisión de los niveles sanguíneos de su hormona tiroidea.

UN AVERIADO CARRUSEL MÉDICO

El doctor escuchó sus quejas con poco interés para luego decirle de forma autoritaria: Peggy, llevas años con la misma dosis y tus pruebas de sangre siempre han arrojado un conteo normal. Si tomas el medicamento como te indiqué, no tendrían por qué cambiar. Tus síntomas no son el resultado de una dosis inadecuada.

En la siguiente visita, el médico le dijo, esta vez con arrogancia: Los síntomas no pueden ser causados por tu tiroides porque los resultados de los análisis sanguíneos son normales, te lo dije.

Y así como se lo había repetido a miles de mujeres, pronunció con confianza la frase ensayada: Nos hemos dado cuenta de que a la mayoría de las mujeres en tu situación les funcionan los antidepresivos. Luego negó con la cabeza, como si dijera: Pobres mujeres, no pueden mantener la cordura.

Pero Peggy le dijo que no se sentía deprimida, le habló sobre su gran matrimonio y su exitosa carrera; el problema era que sencillamente no se sentía bien.

De pie, engalanado con su bata blanca y el estetoscopio colgando del cuello, el doctor con terquedad le dijo: Quizá creas que no estás deprimida, pero los síntomas que presentas son típicos de un cuadro depresivo. Por eso necesitas tomar un antidepresivo.

Indiferente y encogiéndose de hombros, le dijo: Solo necesitas aprender a vivir con eso, como mis otras pacientes.

Peggy se sintió sola, abandonada. ¿Es que nadie me entiende?, pensó.

Quedó tan sorprendida por los comentarios y la indiferencia del médico, que supuso que la había tildado de hipocondríaca.

Luego, Peggy dudó de si misma. «Quizá esté sufriendo problemas mentales. El médico no me hubiera recetado un medicamento psiquiátrico si no pensara que algo anda mal en mi mente.»

Lo que pasó después podría parecerse a un carrusel médico, sin la diversión. Peggy no buscó otra solución, y comenzó a tomar antidepresivos, para luego sentirse peor que antes. Hizo otra cita con el médico para hablar sobre esta inevitable caída. En el consultorio, el doctor, con aire de suficiencia, le dijo que eso probaba que necesitaba tomar el antidepresivo; solo tendrían que aumentar la dosis. Así lo hizo, y la despachó.

Pero no hubo mejoría. Tampoco otras visitas al doctor. Le recetaron diferentes antidepresivos, en varias combinaciones.

PERDIDA ENTRE MEDICAMENTOS

Ninguno de los medicamentos acabó con los síntomas de Peggy, y peor aún, provocaron una nueva serie de síntomas para los que necesito más medicinas. Siempre aparecían nuevas medicinas. Su depresión se agravó y ahora incluía una fatiga extrema; además, le dolían los músculos del cuerpo y las articulaciones. Los efectos secundarios de los cócteles farmacéuticos fueron presión alta y palpitaciones cardiacas y, para paliarlos, claro está, le recetaron todavía más medicamentos. Luego comenzó con la sinusitis recurrente, para lo que recetaron varios tratamientos con antibióticos.

La vida y la salud de Peggy se deterioraban. Era como si viera todo a través de una capa de niebla. Perdió el sentido del humor, se alejó de sus amigos. Cuando le relató los síntomas al médico, Peggy recibió otro diagnóstico: trastorno de déficit de atención (TDA). Incluyó el Adderall, una anfetamina estimulante, a su ya larga lista de medicinas de dosis diaria. Uno de sus efectos secundarios es el insomnio, y Peggy lo sufrió, por lo que también le recetaron pastillas para dormir. A pesar de los constantes ajustes a sus recetas, el medicamento para la tiroides seguía fijo. Cada que un doctor revisaba sus exámenes de la tiroides, le decía que todo se veía normal.

Irónicamente, Peggy ni siquiera recordaba la última vez que se había sentido normal.

Había visitado a lo mejores doctores y a numerosos especialistas: ginecólogos, endocrinólogos, internistas, reumatólogos, psiquiatras, entre otros; pero ninguno supo decirle por qué padecía todos aquellos síntomas; lo único que podían hacer era ofrecerle más medicamentos para esconderlos. Se sintió desesperanzada y perdió su fe en los médicos.

A pesar del grave y debilitante declive en su salud, Peggy pudo mantener su negocio de bienes raíces. Tomaba siestas entre clientes y acomodaba sus citas por la mañana para evitar el bajón por la fatiga vespertina. Y lo hacía porque según los médicos, eso le ocurría a las mujeres con la edad. Repitieron lo mismo que le dijo aquel primer doctor: tendrás que aprender a vivir con eso.

UN NUEVO COMIENZO

Cuando Peggy llegó al Hotze Health & Wellness Center nos dijo que éramos su última esperanza, que estaba ya en el límite. Luego de escucharla describir sus problemas de salud, validamos sus síntomas, ratificamos sus preocupaciones y le dijimos que agradecíamos la oportunidad embarcarnos juntos en la búsqueda de un mejor estado de salud. En una de las largas consultas con el doctor David Sheridan, parte de nuestro equipo, Peggy confesó que tomaba nueve medicamentos diferentes. Las sustancias comenzaron a apilarse a partir del medicamento de tiroides sintética. Aunque, incluso tomándolo, siguieron los síntomas de hipotiroidismo.

Su historia es la misma que escuchamos de cada huésped que ha tomado el medicamento de tiroides sintética, a saber, Synthroid, Levoxyl o Levothroid. El motivo es sencillo: estos medicamentos no contienen hormona tiroidea activa.[4]

El doctor Sheridan le recomendó a Peggy que cambiara su medicamento sintético por una mezcla de hormona tiroidea bioidéntica: tiroides porcina desecada. La tiroides desecada es un derivado de tiroides de cerdo y contiene hormonas tiroideas idénticas a las que fabrica el cuerpo humano: tiroxina (T4) y triyodotironina (T3). La medicina se ha valido de la tiroides desecada desde hace más de 100 años; es segura, efectiva, y económica.[5] Ajustamos la dosis de tiroides de Peggy según sus síntomas y no sus exámenes de sangre.

El doctor Sheridan le hizo algunas recomendaciones adicionales, como la reposición de hormonas sexuales y suprarrenales con hormonas bioidénticas, progesterona, estrógenos y cortisol. En solo unos meses, Peggy se libró de los nueve medicamentos que tomaba diariamente, se disolvieron los efectos secundarios, y se sintió de maravilla. Luego de trece años de sobredosis de medicamentos, culpa de sus médicos convencionales, por fin recuperó su vida.

LA MEDICINA MODERNA NO PUEDE ENCONTRAR EL MOTIVO

Unos 350 millones de personas acuden al médico cada año. Son demasiadas, pero existe una cifra todavía más impresionante: cada año, más de 420 millones de personas consultan con médicos alternativos. Son 70 millones de consultas de diferencia; personas que eligen buscar las respuestas a sus problemas de salud fuera de los tratamientos convencionales –lo hacen en la medicina alternativa–. Y la tendencia va en aumento.[6]

¿Qué tumbó a la medicina convencional de su pedestal? Al parecer, los doctores, enamorados de la plétora de nuevos medicamentos fabricados por las farmacéuticas, de la tecnología y los avances médicos, se han olvidado de las dos reglas más importantes al momento de diagnosticar a un paciente:

1. El doctor debe escuchar atentamente al paciente, sus quejas e historial médico, y evaluar las señales físicas.
2. El doctor debe preguntarse: ¿Cuál podría ser la causa subyacente de sus síntomas?

Es mucho más fácil recetar un medicamento que ponerse a pensar, pues es difícil y además toma tiempo. Es por eso que los síntomas del paciente y sus señales físicas han pasado a segundo término, dejándole el primero a los exámenes de sangre.[7] Antes del surgimiento de los adelantos tecnológicos, el doctor tenía que sentarse y escuchar al paciente, se enfocaba en la descripción de los síntomas y ayudándose del examen físico, elaboraba su diagnóstico. Hoy en día, los doctores ofrecen poco tiempo a sus pacientes. En el entorno actual, el de la Organización de Mantenimiento de la Salud (HMO, por sus siglas en inglés), los pacientes son acarreados como si fuesen ganado. Luego de una visita relámpago, que a veces no dura ni cinco minutos, el doctor receta algún medicamento que solo aliviará los síntomas temporalmente.

SABIAS PALABRAS

Farma-: la raíz de las palabras «farmacéutica» y «farmacia» se refiere a los medicamentos o medicina y se usa en el contexto de las artes de sanación desde hace varios siglos. En sus formas originales, provenientes del griego, llevaba connotaciones de brujería o incluso veneno.

FRACASO FARMACÉUTICO

La historia de Peggy exhibe los errores del sistema médico actual, de sus métodos, que buscan ocultar los síntomas con medicamentos tóxicos, peligrosos o con el exceso de antibióticos, en vez de fortalecer al sistema inmunológico. La medicina comercial depende casi exclusivamente de los fármacos para aliviar los síntomas y se olvida de encontrar la causa subyacente de los problemas de salud.

Este tipo de polimedicación es bastante común y sigue destruyendo las vidas de decenas de millones de estadounidenses.[8] Los medicamentos son químicos inexistentes en la naturaleza, sintetizados por las empresas farmacéuticas y administrados para tratar los síntomas inherentes a las enfermedades. De hecho, el hígado debe desintoxicar al cuerpo, expulsando cualquier medicamento que entre al cuerpo y, según la definición del diccionario *Merriam Webster*, las toxinas son veneno.

Los doctores que siguen el modelo actual se creen capaces de curar a las personas con fármacos, en vez de buscar la raíz de los problemas de sus pacientes. Y debido a las campañas publicitarias masivas pagadas por las farmacéuticas, los estadounidenses también creen que la solución a sus problemas de salud se encuentra en los medicamentos.

Nadie enferma o sufre de problemas de salud por falta de medicamentos dentro de su cuerpo. Por el contrario, los cambios bioquímicos generalmente ocasionados por mala nutrición, exposición a contaminantes químicos o alérgenos, y el inevitable declive y desequilibrio hormonal por el envejecimiento, detonan los problemas de salud.

A pesar de todo, atiborramos nuestros botiquines de medicinas.

¿Acaso eso nos ha hecho más saludables? Podríamos encontrar la respuesta con los millones de personas educadas que se alejan de la medicina tradicional y navegan por Internet en busca de soluciones alternativas y naturales para sus problemas de salud.[9] Si la medicina y sus fármacos son la respuesta, ¿por qué tantos estadounidenses prueban la medicina alternativa? Quizá porque la medicina de hoy no está dándoles resultados. Es imposible alcanzar un buen estado de salud llenándose de veneno, y el modelo médico basado en cirugías y fármacos ha fracasado en mejorar la salud de muchísimos estadounidenses.

LOS PELIGROS DE LOS FÁRMACOS

Podría pensar que exagero sobre el peligro de ponernos en manos de las empresas farmacéuticas, pero en un artículo titulado «Incidence of Adverse Drug Reactions in Hospitalized Patients: A Meta-Analysis of Prospective Studies», publicado en 1998 por el Diario de la Asociación Médica de Estadounidense (JAMA, por sus siglas en inglés),[10] se dice que cada año mueren 100,000 pacientes hospitalizados en los Estados Unidos, luego de tomar medicamentos recetados, aprobados por la Administración de Medicamentos y Alimentos (FDA, por sus siglas en inglés), en dosis adecuadas. Lo anterior equivale a 725 aviones Boeing 737, llenos, estrellándose todos en un mismo año. Si eso ocurriera, surgirían fuertes protestas tanto del público en general como del Congreso. Además, otros 750,000 estadounidenses llegan a las salas de emergencia por culpa de reacciones adversas a los medicamentos.

ENFERMOS Y CANSADOS

Llegamos a una de las preguntas clave del libro: ¿se siente cansado de sentirse enfermo y cansado? O bien: ¿sigue con ánimo y energía? Lea las siguientes declaraciones y pregúntese si alguna coincide con su experiencia:

- Su salud se deteriora a paso firme y, sin embargo, su médico no parece tan preocupado como usted.
- Consultó a su médico, preocupado por sentirse exhausto, con sobrepeso, insomnio, con cambios de humor, deprimido, con dolor en los músculos y articulaciones, niebla mental, constipación, sensibilidad al frío, pérdida

de libido, de cabello, infecciones recurrentes, y con todo y eso lo juzgó hipocondríaco o neurótico.

- Su médico le hizo pruebas de tiroides y le dijo que los números en los resultados son normales.[11]
- Su médico dice que sus síntomas son parte del envejecimiento.
- Su médico le regaló muestras de antidepresivos, como si sus problemas fueran psiquiátricos.
- Ha comenzado a darle la razón al médico y piensa que quizá sus síntomas estén en su cabeza.

Si al menos la mitad de los puntos anteriores le suenan conocidos, es posible que la causa del deterioro en su salud sea su hipotiroidismo. Pero siéntase aliviado, pues existen soluciones para devolverlo al camino de la buena salud y el bienestar sin necesidad de tomar medicamentos que en el mejor de los casos ocultarían sus síntomas y, en el peor, solo lo envenenarían.

UN VIAJE PERSONAL

Antes de entrar de lleno al tema del hipotiroidismo, permítame explicar cómo me liberé de las cadenas de la medicina convencional y seguí caminos naturales para conseguir una buena salud y bienestar.

Entre 1976 y 1988 practiqué la medicina como la mayoría de los doctores en el país: aliviaba los síntomas y enfermedades de mis pacientes con cirugías o medicamentos. A quien llegaba a mi consultorio con problemas de alergias, le recetaba algún antihistamínico; a los pacientes con presión alta, un antihipertensivo; para los dolores en las articulaciones, un antiinflamatorio. Tenía incontables «antídotos» para recetarles y aliviar uno o varios de sus síntomas. En caso de que algún medicamento produjera efectos secundarios molestos, les ofrecía otros para ocultarlos.

Para enfermedades graves como amigdalitis estreptocócica, sinusitis o bronquitis, lo apropiado era confiar en un antibiótico. Sin embargo, son pocos los pacientes con enfermedades crónicas que de verdad se curan con medicamentos. ¿Cómo podrían? Como ya expliqué, las enfermedades y males crónicos no son causados por falta de medicamento, sino más bien por razones más complejas, relacionadas a una mala nutrición, falta de ejercicio, estrés, débil sistema inmunológico, y descenso en los niveles hormonales, solo por mencionar algunos de los factores clave.

Luego de trece años como médico, perdí la pasión por mi trabajo. Sabía que los medicamentos no resolvían los problemas de salud de mis pacientes y tampoco se sentían mejor; es más, en la mayoría de los casos, hacía que se sintieran peor. Sin embargo, me habían enseñado a recetar medicinas. La verdad es que ya me sentía agotado de ver a mis pacientes enfermos y cansados. Pero no conocía otra forma de ayudarlos.

Llegué al punto de considerar otras formas de mantener a mi esposa y ocho hijos. ¿Qué bien estaba haciéndole al mundo? Mis pacientes no mejoraban. En aquel momento me encontraba a punto de abandonar mi profesión, pero Dios no tenía eso dentro de sus planes. En 1989 asistí a una conferencia sobre alergias y tuve la fortuna de escuchar a varios médicos exponer casos sobre personas con los mismos problemas que mis pacientes. La diferencia era que sus pacientes mejoraron porque se atacaron las causas subyacentes de sus enfermedades. Aquello contrastaba con las experiencias en mi consultorio.

> *Luego de trece años como médico, perdí la pasión por mi trabajo. Sabía que los medicamentos no resolvían los problemas de salud de mis pacientes y no se sentían mejor*

ENCUENTRO CON EL HIPOTIROIDISMO

La conferencia me motivó a aprender a diagnosticar y tratar alergias. Aunque en aquel entonces no lo sabía, estaba por comenzar una nueva etapa en mi carrera. A partir de entonces, la medicina se convirtió en una vocación gratificante, pues supe que era capaz de encontrar la raíz de las enfermedades de mis pacientes y de permitirles conseguir y mantener un óptimo estado de salud.

La medicina convencional se enfoca en aliviar síntomas y no en descubrir el motivo original de los problemas de salud, pero yo decidí tomar un camino diferente y buscar la salud y el bienestar a través de enfoques naturales. Aquello que comenzó como un programa para tratar alergias, evolucionó hasta convertirse en un régimen de tratamiento de ocho puntos; la columna vertebral del programa es el tratamiento del hipotiroidismo con suplementos de hormona tiroidea desecada.

Antes de trabajar con alergias pensaba que el hipotiroidismo era algo poco común en los Estados Unidos, pues la aparición de la sal yodada en la década de 1920 había eliminado la falta de yodo como causa de hipotiroidismo. Además, en mis dieciséis años como médico, solo había presenciado un caso de mixedema, la etapa final del hipotiroidismo, y eso fue durante mi etapa de médico pasante en el St. Joseph Hospital, en Houston, en 1976. La etapa de mixedema tarda años en desarrollarse y la mayoría de los pacientes con hipotiroidismo son diagnosticados y curados mucho antes de alcanzarla. Aquel paciente atendido durante mi pasantía no había recibido atención médica hasta que su condición fue tan grave que tuvieron que hospitalizarlo. Mi mentor en medicina, el doctor Herb Fred, diagnosticó al paciente con apenas mirarlo. Un día, en una de mis guardias, una mujer desesperada me llamó a la habitación de su marido porque el hombre había dejado de respirar. Le inserté un tubo respiratorio en la tráquea y lo conecté a un ventilador. Lo llevaron a cuidados intensivos, en donde el jefe de residentes, el doctor Charles Butler, le inyectó hormona tiroidea. A pesar de la gravedad de la situación, el paciente se recuperó de forma sorprendente. De hecho, cinco días después de su experiencia de muerte estaba ya cortejando a una de las enfermeras del hospital. Este episodio me impresionó y me convenció de la importancia de la tiroides para el funcionamiento del cuerpo.

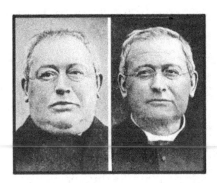

Paciente antes y después del tratamiento por mixedema.
Fuente: Registro médico Hertoghe, E., septiembre 1914, Vol., 86, número 12, 489-505

Adelantémonos 16 años, hasta marzo de 1992. En aquel entonces, un exitoso obstetra y ginecólogo, el doctor Richard Mabray, uno de mis colegas en la «Pan American Allergy Society», me motivó a buscar tiroiditis autoinmune e hipotiroidismo en mis pacientes. Me dijo que me sorprendería con el número de pacientes afectados por este desorden no diagnosticado o sin tratar. También me aconsejó leer el libro *Hypothiroidism: The Unsuspected Illness*, del doctor Broda Barnes, cuyas ideas cambiaron no solo mi vida, sino las de los miles de pacientes que he atendido por problemas de hipotiroidismo.

UN CAMBIO DE ENFOQUE

Desde 1992, en el Hotze Health & Wellness Center hemos atendido a más de 25,000 pacientes con síntomas clínicos de hipotiroidismo con mezclas de tiroides desecadas como Armour Thyroid, Nature-Throid, Westhroid, y fórmulas magistrales. No hay nada más gratificante para un médico que ver cómo mejoran sus pacientes, que dejen los medicamentos, y recuperen sus vidas. Esto casi no sucedía cuando practicaba la medicina convencional.

Este enfoque natural ofrece un camino al bienestar que pasa por un diagnóstico basado en el historial clínico, aunado a las observaciones del médico y los exámenes físicos. El programa de tratamiento se apoya en tipos naturales de tiroides, suplementos de hormonas bioidénticas, tratamiento de levadura, además de un programa óptimo de alimentación, vitaminas, y tratamiento para alergias alimentarias y aerotransportadas, según se necesite. El objetivo del programa es aumentar los niveles de energía y fortalecer el sistema inmunológico. Nuestros médicos charlan con los huéspedes, les hacen preguntas y se toman el tiempo de escuchar sus respuestas, en lugar de enviarlos a hacerse pruebas a un laboratorio para así diagnosticar y tratar la enfermedad. Lo que hacemos es un arte olvidado en la medicina.

Con los años he seguido aprendiendo sobre nuevas terapias que podría ofrecer para mejorar la experiencia y el cuidado de mis huéspedes. Aunque sucedió paulatinamente, olvidé el pensamiento médico, aquel que dependía de los fármacos y las cirugías. Con un nuevo propósito dentro de mi carrera, ataqué el objetivo de la buena salud y bienestar a través de un enfoque natural. Al cambiar mi forma de pensar, cambiaron los consejos que les daba a mis huéspedes. Y a medida que aplicaban los consejos, su salud mejoraba. Experimentaron un mejor estado de salud y un sentido general de bienestar; con frecuencia me escribían o decían en persona las palabras más gratificantes que cualquier doctor pueda escuchar de un paciente, palabras que nadie me dijo cuando practicaba la medicina de forma convencional: ¡Gracias por devolverme la vida!

SABIAS PALABRAS

Huéspedes: seguro se dio cuenta de que utilizo el término huéspedes cuando me refiero a nuestros pacientes. Eso es porque son nuestros invitados, nuestros huéspedes especiales. Los recibimos con los brazos abiertos, con el corazón, ansiosos por ayudarles y junto con ellos recuperar su salud, transformar sus vidas y mejorar sus mundos de forma natural. ¿No deberían ser así todos los médicos?

PLAN PARA EL BIENESTAR

Luego de batallar con métodos tradicionales fallidos, miles de hombres y mujeres, así como Peggy, llegan a nuestro centro para que los evaluemos. Acompañamos a nuestros huéspedes en el camino hacia la buena salud y bienestar a partir de lo que digan sus síntomas, y no los resultados obtenidos en un laboratorio. ¿De qué sirven los exámenes de laboratorio que arrojan resultados normales si usted no se siente normal o bien? ¿A quién debe creerle el doctor, a usted o a los números del laboratorio? Rara vez los descensos en los valores hormonales y desequilibrios se ven reflejados en los resultados de laboratorio. En otro capítulo explicaré por qué.

Nuestros huéspedes nos informan sobre su mejoría. Si no se sienten mejor, ¡también nos lo hacen saber! Al escucharlos, nos es posible determinar los ajustes necesarios en su tratamiento. Aunque el tema del libro es el hipotiroidismo, es importante que sepa que la clave para conseguir una buena salud no depende de una sola pieza del rompecabezas.

Decidí escribir sobre hipotiroidismo gracias a mi convicción de que a pesar de que ha pasado desapercibido y sin diagnosticar en los Estados Unidos, sigue siendo la raíz de los problemas de salud más comunes.[12] Estos son los ocho puntos de nuestro tratamiento:

1. El tratamiento por baja función tiroidea, entre otros beneficios, aumenta los niveles de energía, mejora el estado de ánimo, memoria y sistema inmunológico, además de restaurar la sensación de bienestar.

2. La sustitución de hormona bioidéntica natural en hombres y mujeres, sobre todo a inicios de la madurez, cuando los niveles hormonales comienzan a caer, es un tratamiento vital, pues acarrea una notoria mejora en el estado de salud gracias al equilibrio hormonal.

3. El tratamiento por fatiga suprarrenal también podría incrementar la vitalidad, fortalecer el sistema inmunológico y claridad mental.

4. El tratamiento por proliferación de levadura corrige problemas digestivos y fortalece el débil sistema inmunológico.

5. Un programa de alimentación balanceada le permitirá conseguir y mantener un peso ideal, para con eso prevenir numerosas enfermedades inherentes al envejecimiento, lo que aumentará el tiempo de vida.

6. Miles de estudios han demostrado que los suplementos vitamínicos y minerales en grandes dosis reducen el riesgo de diabetes,

presión alta, enfermedades cardiacas, cáncer, artritis degenerativa, obesidad, etcétera.

7. El tratamiento por alergias aerotransportadas fortalece al sistema inmunológico y alivia infecciones respiratorias recurrentes y asma.

8. El tratamiento por alergias alimentarias fortalece al sistema inmunológico, corrige problemas del sistema digestivo y alivia problemas de la piel.

DOS TEMAS IMPORTANTES: HIPOTIROIDISMO Y POLIMEDICACIÓN

Sin lugar a dudas, el problema hormonal más común es causado por la baja función tiroidea en las células, o bien, hipotiroidismo. Nos enfrentamos a una epidemia global silenciosa, poco conocida, especialmente en los Estados Unidos.[13] Según estudios recientes, si se toman solo los resultados de exámenes sanguíneos, existen casi 30 millones de estadounidenses con hipotiroidismo no diagnosticado.[14] Si el diagnóstico se basa en síntomas clínicos, hallazgos físicos y baja temperatura corporal, entonces el número asciende a casi 100 millones de afectados. Estas personas no tendrían por qué sufrir los síntomas del hipotiroidismo, entre los que se incluyen fatiga, aumento de peso, insomnio, depresión, dolor muscular y de articulaciones, niebla mental, pérdida de libido, constipación, sensibilidad al frío, infecciones recurrentes, pérdida de pelo, infertilidad, abortos involuntarios, entre muchos otros.

Quizá ahora vivamos más años, pero ¿hemos mejorado la calidad de nuestras vidas? Los seis males más comunes entre los estadounidenses son sobrepeso/obesidad, diabetes, hipertensión, enfermedades del corazón, artritis degenerativa y cáncer. Todas estas condiciones son motivos de polimedicación: la ingesta de una variedad de medicamentos.[15] Según un reporte reciente, *18% a 20% de los estadounidenses pasan sus últimos días de vida en Cuidados Intensivos y, a pesar de que la mayoría quisiera pasar esos últimos días en casa, con su familia, el 75% muere en un hospital o asilo.*[16] Son estadísticas crudas, que nos afectan a todos. Es hora de cambiar el modelo de la medicina comercial y pasar a un enfoque natural.

SEÑAL DE ALERTA

La atención médica debe determinarse según los resultados y no estudios de investigación manipulados, preparados por las empresas farmacéuticas para vender sus nuevos medicamentos a doctores y al público en general apoyándose en la publicidad televisiva. Los pacientes deben pedir resultados a sus médicos. Así que si no siente que mejora con la atención de un doctor, es hora de que haga un cambio.

¿No debería fijarse el objetivo de alcanzar un buen estado de salud y bienestar? Si ya lo hizo, ¿le ha ayudado a ser exitoso en cualquier papel, ya sea como propietario de una pequeña empresa, ingeniero, maestro, madre o incluso como médico? Una función tiroidea saludable es esencial para alcanzar el éxito. Con todo y esto, el hipotiroidismo sigue pasando desapercibido a ojos de la mayoría de los doctores.

Millones de personas creen que no reciben diagnósticos adecuados, por lo tanto también se sienten insatisfechos con la atención médica recibida y buscan tomar las riendas de su salud. La mayoría de nuestros huéspedes llegan con la sensación de que algo anda mal, a pesar de la insistencia de sus médicos en que su estado es normal.

El objetivo del libro es ayudarlo a conseguir y mantener un buen estado de salud y bienestar de forma natural para permitirle disfrutar de una mejor calidad de vida. Además, en sus páginas se explica la causa subyacente de estos síntomas comunes y los pasos a seguir para aliviarlos, según las historias de éxito de los huéspedes del Hotze Health & Wellness Center.

Me emociona compartirle lo que he aprendido y los beneficios de mi viaje en búsqueda de métodos naturales para conseguir un buen estado de salud. Este libro le ofrece una sólida base para que también pueda alcanzar un buen estado de salud y bienestar de forma natural.

¿Está listo para salirse de la caja y seguir el camino de la buena salud y el bienestar? Bien, empecemos.

RESUMEN

1. Hoy, la medicina trata de aliviar síntomas, pero no ataca la raíz de los problemas médicos de las personas.

2. Los fármacos son el botón automático del tratamiento médico, con todo y que en realidad son toxinas que detonan una gran variedad de efectos secundarios.

3. El modelo vigente y su énfasis en tratamientos a base de medicamentos no ha frenado al aluvión de problemas que aquejan a grandes segmentos de la población.

4. Un enfoque natural brinda mejores resultados, sobre todo para la plétora de síntomas asociados al hipotiroidismo.

5. Para obtener más información, visite el sitio www.hotzehwc.com/Hypothyroidism

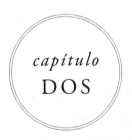

capítulo
DOS

LA ENFERMEDAD NO DIAGNOSTICADA

LA HISTORIA DE TERRI

"Me dijeron que tenía Alzheimer."

Si me piden imaginar a una persona ambiciosa, llena de energía, siempre involucrada en actividades ajetreadas, seguro pensaría en Terri. Ella y Pat, casados desde hace 20 años, han asilado a 23 niños y adoptado otros cinco. Además, Terri fundó su propia escuela para jóvenes gimnastas con el poco tiempo sobrante. Era una mujer bastante ocupada.

Terri sufrió cinco abortos involuntarios antes de dar a luz a su único hijo biológico. Durante su último embarazo, a los 30 años de edad, desarrolló una serie de complicaciones que la consignaron al hospital las ocho semanas previas al alumbramiento. El doctor nunca pudo determinar el motivo de las náuseas y vómitos, que la tenían débil y deshidratada. Sintió como si tuviera un caso grave de gripe, no por algunos días, sino durante los nueve meses de su embarazo. La evaluaron varios especialistas e incluso un psiquiatra para encontrar la causa de su mal; pero con el tiempo, su médico le dijo que sus problemas se encontraban solo en su cabeza. Luego de escucharlo, Terri se quedó lívida y le gritó que no padecía ningún desorden mental y que no imaginó una nausea hasta el punto de la deshidratación solo para llamar su atención. Pero el médico no quiso escucharla. Así comenzó el deterioro de su salud.

DETERIORO PERMANENTE

La salud de Terri cayó en picada luego de dar a luz. Acababa de pasar los 30 y sus periodos menstruales parecían inicios de gripe, acompañados de migrañas, hinchazón y calambres. En lugar de disfrutar a su bebé, soportaba una sinusitis recurrente, bronquitis, asma, alergias y sensibilidad a químicos como humo y perfumes. Tuvo que tomar antibióticos para aliviar sus infecciones crónicas. Le costaba ser una madre amorosa, esposa solidaria y mantener un negocio exitoso. Era ya común sentirse fatigada. Pero durante los siguientes 13 años, con todo y su mala salud, Terri se las arregló para salir a flote.

Sin embargo, al final, perdió el control de su vida. A pesar de sentirse cansada todo el día, no podía dormir más de dos horas seguidas. Su extrema fatiga le impidió maniobrar con su familia y negocio. Utilizaba cada gramo de energía solo para levantarse de la cama; además, había perdido todo rastro de su deseo sexual. Aumentó de peso a paso constante, se deterioró su piel y perdió cabello. Ya ni siquiera le quedaban energías o ánimos para maquillarse o verse bien. Perdió la motivación y se volvió una persona irritable. La rigidez de las articulaciones de sus manos fue tal, que firmar los cheques de nómina se convirtió en un suplicio.

Terri dudó en ir a consultar con un médico, pues en otras ocasiones habían minimizado su problema. Aunque su esposo, hijos, empleados e incluso su madre le hicieron ver el deterioro de su salud física y mental.

También perdió su agudeza mental y se le complicaba recordar algunas palabras. Perdía la memoria por momentos, a tal grado que olvidaba la distribución de su propia oficina, a pesar de que ella la había diseñado. Por estas lagunas mentales su familia insistió en que viera a un médico.

MÚLTIPLES DIAGNÓSTICOS

Al principio, el doctor le recetó pastillas anticonceptivas, pero solo empeoraron las cosas.

Otro médico le diagnosticó una depresión y le recetó antidepresivos. Terri lo pensó, pero, ¿por qué se sentiría deprimida? No tenía razón alguna; tenía un magnífico esposo, una maravillosa familia y un negocio exitoso. Supuso que no era depresión, sino más bien, fatiga. Se sometió a numerosas pruebas, pero ninguna le dio alguna respuesta. Así que la solución de los médicos fue ocultar los síntomas con medicamentos.

Como último recurso, visitó a un especialista en Alzheimer del Baylor College of Medicine, en Houston, y este le dijo que padecía Alzheimer. Terri tenía apenas 43 años.

Una mañana de domingo recibió un rayo de esperanza. En televisión apareció una entrevista a una mujer que entusiasta narró cómo había recuperado su salud. Era la actriz Suzanne Sommers. Detalló su largo camino hasta recuperar un estado de buena salud y bienestar y compartió las historias de otras mujeres que habían seguido un camino similar en su lucha contra el hipotiroidismo. A Terri las historias le recordaban a la suya, excepto que en la de ella no había un final feliz. Pidió la ayuda y guía de Dios.

EL CAMINO AL BIENESTAR

Terri llegó al Hotze Health & Wellness Center luego de enterarse de que atendíamos a pacientes con hipotiroidismo. En su primera consulta con el doctor Don Ellsworth sintió que finalmente un médico la escuchaba y entendía sus problemas. Le recetó hormona tiroidea desecada como uno de los puntos de su régimen, además de hormonas femeninas bioidénticas.

Terri notó los cambios apenas en el primer mes. Se alivió su nausea, hinchazón, cambios de humor y síntomas de gripe, además de regularizarse su ciclo menstrual. Durante las siguientes cuatro semanas perdió peso a ritmo constante, sin necesidad de ejercitarse. Dormía de corrido y podía mantener conversaciones sin perder su tren de pensamiento. Aumentaron sus niveles de energía, tanto, que regresó a la iglesia y retomó otras actividades sociales. Se sentía tan bien que hasta contrató a un entrenador personal para ejercitarse tres días a la semana, junto con su esposo. Para el tercer mes ya había perdido casi siete kilos y recuperado su agudeza mental. Su pelo se notaba más saludable, se le aclaró la piel y dormía tranquilamente, sin necesidad de tomar medicamentos. Incluso comenzó a jugar tenis.

SEÑALES DE UN SISTEMA MÉDICO EN PROBLEMAS

Si le preocupa el sobrepeso, la presión alta, diabetes, enfermedades cardiacas, cáncer o artritis degenerativa, hace bien, pues las estadísticas relacionadas a estas enfermedades entre los estadounidenses son aleccionadoras:

- Las enfermedades del corazón son la principal causa de muerte en el país, pues cobran la vida de más de 750,000 personas cada año, hombres y mujeres distribuidos equitativamente.

- Más de 550,000 contraerán cáncer este año.

- Unos 23 millones de adultos serán diagnosticados con diabetes tipo 2, antes conocida como diabetes para adultos.

- Un tercio de los adultos del país sufren de presión alta.

- En 2007 se aplicaron 750,000 prótesis para articulaciones. Para 2015, el número habrá ascendido a 2,000,000.

- Más de 100,000 personas morirán cada año debido a los efectos producidos por medicamentos legales, aprobados por la FDA.

Es el paradigma de la medicina contemporánea: médicos y pacientes tratan de reparar el daño que ya está hecho.

EPIDEMIA EN CRECIMIENTO

La situación de Terri es común. El hipotiroidismo no diagnosticado afecta a decenas de millones de personas en los Estados Unidos. Como dije en el Capítulo 1, incluso la medicina convencional –basándose solo en exámenes sanguíneos– calcula que casi 30 millones de estadounidenses padecen hipotiroidismo no diagnosticado, con todo y su gran variedad de síntomas.

Con tantos avances en el campo de la medicina, seguro imaginó que el misterio del mal causado por el hipotiroidismo había sido resuelto. Sin embargo, es curioso que, aunque somos capaces de diagnosticar y darle seguimiento al estado de salud de un astronauta en el espacio, millones de personas entran al consultorio del médico con síntomas de hipotiroidismo para luego ser despachados con un diagnóstico de depresión o etiquetados de hipocondríacos. Como mencioné en el Capítulo 1, sus exámenes sanguíneos suelen arrojar resultados «normales» y, en vez de recibir una dosis de prueba de tiroides natural desecada, les recetan antidepresivos o ansiolíticos, antiinflamatorios o pastillas para dormir para ocultar los síntomas; encima de todo, les dicen que deben aprender a vivir con esos problemas, que todo es parte del proceso de envejecimiento.

A menudo me preguntan: ¿Por qué el doctor no entiende? Mantengo una firme postura con respecto al tema, pues creo que todavía hay lugar para aquella medicina de antaño, buena, apoyada en el sentido común. Sin embargo, muchos doctores cambiaron el arte de la medicina por un tratamiento con pasos a seguir. Al tratar de diagnosticar la causa de los síntomas de sus pacientes basándose exclusivamente en los exámenes sanguíneos, se olvidan de las piezas más importantes del rompecabezas clínico: síntomas, historial, estado físico, y baja temperatura corporal.[17]

Quizás haya visto a sus padres o abuelos envejecer de forma poco agraciada por culpa de años de sobre medicación, convirtiéndose en apenas la sombra de la persona que alguna vez fueron, pasando sus últimos días en una casa de retiro o en un hospital.

Esta caída no debería ser inevitable. Puede resolver los síntomas del hipotiroidismo, además de reducir el riesgo de obesidad, presión alta, diabetes tipo 2, enfermedades cardiacas, cáncer y artritis degenerativa, mientras mejora también su calidad de vida. De hecho, la segunda mitad de su vida podría ser mejor que la primera. Siga leyendo esta guía para conseguir un mejor estado de salud.

¿POR QUÉ AHORA EL HIPOTIROIDISMO ES MÁS COMÚN?

¿Alguna vez se ha preguntado por qué ha aumentado el número de personas que sufren enfermedades del corazón, desórdenes inmunológicos, condiciones degenerativas como artritis y osteoporosis, diabetes, cáncer e hipertensión? Es cierto que hemos cambiado nuestra dieta y nos exponemos a más toxinas, pero es un cambio en especial el que detona los casos de hipotiroidismo hoy en día.

El hipotiroidismo suele manifestarse con la susceptibilidad a infecciones inherentes a un débil sistema inmunológico. Antes de la llegada de los antibióticos, las personas con hipotiroidismo no pasaban de la infancia; hace menos de 150 años, la mitad de los niños fallecían sin conocer la etapa adulta. La tuberculosis era la causa principal de muerte antes de 1940.

De pronto, en la década de 1930, se descubrió un nuevo salvavidas. Los antibióticos han permitido que millones de personas eviten una muerte prematura por infecciones. Existían dos tipos de población: aquellos resistentes a las infecciones, con una función tiroidea saludable; y el grupo que padecía de hipotiroidismo, más susceptible a contraer enfermedades. Estos últimos recibieron el nombre de «nueva población» por parte del doctor Broda Barnes, un médico reconocido y dedicado de por vida al estudio del hipotiroidismo, cuyo trabajo menciono en el Capítulo 1. Gracias a los antibióticos, esta nueva población pudo superar las infecciones que alguna vez arrasaron con pueblos enteros de los Estados Unidos y la Europa industrializada. Así que, en lugar de perder la vida por infecciones contraídas durante la infancia, llegaban a la etapa adulta de la vida y se reproducían. Se alargó su tiempo en la tierra, aunque perdieron calidad de vida. Esta es una razón por la que los síntomas de hipotiroidismo son cada vez más evidentes en las personas; no sufren los efectos del hipotiroidismo durante la madurez, pero como reza la hipótesis del doctor Barnes: las personas con hipotiroidismo, que en otros tiempos hubieran muerto de tuberculosis u otras infecciones, ahora fallecen por enfermedades del corazón, diabetes o cáncer.

Desafortunadamente, el hipotiroidismo sigue pasando desapercibido, y las personas que lo padecen siguen combatiendo enfermedades e infecciones. Y son ellos quienes necesitan saber cómo es que el hipotiroidismo puede provocar una gran variedad de enfermedades.

> *Antes de la llegada de los antibióticos, las personas con hipotiroidismo no pasaban de la infancia.*

EL PROBLEMA ESTÁ EN LA GARGANTA

La palabra tiroides deriva del griego *thyreoeides,* que significa «escudo». Según algunas personas, la glándula tiroidea, ubicada en la parte frontal del cuello, debajo de la tráquea o «manzana de Adán» tiene la forma de un escudo. Otros dicen que más bien parece una mariposa monarca. Sin embargo, no importa cómo veamos a la glándula, el punto es que controla nuestro metabolismo; es decir, la suma de los procesos celulares físicos y químicos que producen material y energía para el funcionamiento del cuerpo.

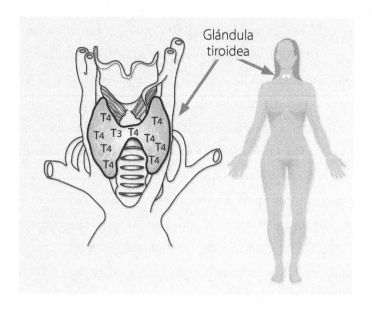

Aunque podría pensar que la comida es su única fuente de energía, su cuerpo necesita más que eso para crecer y mantenerse en pie. El trifosfato de adenosina (ATP) es la molécula del cuerpo que representa su energía. Las células del cuerpo generan ATP a partir de la glucosa, a través de una compleja serie de reacciones químicas que necesitan de las hormonas tiroideas.

LA BUJÍA DEL CUERPO

Un tanque lleno de gasolina no es suficiente para mover su coche. La gasolina debe fluir por la línea de combustible y llegar a la cámara de combustión del motor, en donde las bujías producen la chispa que rompe los vínculos entre las moléculas de gasolina para liberar la energía que impulsará los pistones para echar a andar su vehículo. La energía sobrante sale despedida por el tubo de escape en forma de calor.

La hormona tiroidea es la bujía del cuerpo humano. La tiroides detona la combustión de glucosa, que convierte la energía almacenada en ATP, misma que impulsa las reacciones celulares que mantienen el funcionamiento del cuerpo. Y en lugar de salir despedida, la energía sobrante se transforma en calor para mantener el calor corporal.

Si su coche es de ocho cilindros, pero solo funcionan siete de sus bujías, el vehículo podrá andar, pero a marcha forzada y no de la mejor manera. Asimismo, si sus células no llevan el nivel adecuado de hormona tiroidea, la energía contenida en las moléculas de glucosa no se convertirá correctamente en ATP, la molécula energética de la célula. Como resultado, notará menos energía y un lento metabolismo. Si le quitaran la tiroides, su cuerpo se desplomaría y sencillamente dejaría de funcionar. Así que a menos que se someta a una terapia de restitución de hormona tiroidea, terminaría muerto en uno o dos años.

DOS HORMONAS TIROIDEAS

Además de la remoción quirúrgica de la tiroides, existen dos causas principales para la falta de hormonas tiroideas en las células:

1. Producción inadecuada de hormonas tiroideas por parte de la tiroides.
2. Absorción inadecuada de hormonas tiroideas por parte de las células.

Entraremos en detalle más adelante, pero primero, aclaremos algo: he hablado de la hormona tiroidea como si fuera de un solo tipo, y en realidad son dos.

La tiroides produce una proteína llamada tiroglobulina, a donde se adhieren los átomos de yodo para formar las hormonas tiroideas:

- tiroxina, también llamada T4, por sus cuatro (4) átomos de yodo.
- triyodotironina, también llamada T3, de tres (3) átomos de yodo.

En términos químicos, ambas hormonas son casi idénticas, excepto por el número de átomos de yodo que contienen. La tiroides las produce en proporciones diferentes: aproximadamente 93% de la producción hormonal es de T4, mientras que 7% es T3. A pesar de su alto porcentaje, la T4 es la forma inactiva de la hormona tiroidea. La T3 es la forma activa. Así que solo la hormona activa T3 –y la T4 que haya sido transformada en T3– puede usarse para producir energía. Esta diferencia es de suma importancia, como veremos más adelante.

IMAGEN DE LAS HORMONAS T3 Y T4

En otras palabras, para producir la T3 adicional, necesaria para una correcta función de la hormona tiroidea en las células, su cuerpo convierte T4 en T3 gracias a una enzima de nombre deiodinasa, que roba un átomo de yodo de la T4 para convertirla a T3. La conversión no solo ocurre en sus células, sino también en el hígado e intestinos. Lo anterior resalta la importancia de mantener un hígado saludable y un sistema gastrointestinal en correcto funcionamiento para que pueda tener hormonas T3 disponibles para sus células.

HORMONAS SALUDABLES Y VIGOROSAS

La tiroides controla el metabolismo a través de la secreción de hormonas tiroideas que luego ingresan al torrente sanguíneo para llegar a los billones de células en el cuerpo. Ya dentro de las células, producen energía al estimular la mitocondria, o la fábrica dentro de las células que produce la energía y calor necesarios para la vida.

Así como los coches necesitan la energía producida por la combustión de gasolina para activar el motor, su cuerpo necesita energía para funcionar. Cuando la tiroides produce cantidades adecuadas de hormonas tiroideas y las células las usan de forma correcta, el cuerpo recibe energía y vitalidad. El sistema inmunológico se fortalece y resiste infecciones, puede balancear su peso de forma natural, pensar con claridad, mantener un estado de alerta y recibir el día con entusiasmo, a sabiendas de que tendrá la suficiente energía para hacer su trabajo sin sentirse cansado. La energía sobrante se transforma en calor para asegurar que el cuerpo funcione a la temperatura ideal.

El metabolismo depende de la sana producción de hormonas tiroideas y de su correcta utilización. No solo afecta al peso corporal, sino que también son importantes para la producción de la hormona de crecimiento, para controlar los niveles de azúcar, el crecimiento de huesos, fortalecimiento de músculos, mantener un sano sistema inmunológico, una circulación y ritmo cardiaco saludables, patrones de sueño adecuados. Cada célula del cuerpo necesita de las hormonas tiroideas para producir energía, de la cual 20% está destinada al órgano más importante del cuerpo, el cerebro.

La hormona tiroidea también trabaja con otras hormonas para asegurar que el cuerpo opere de forma correcta con el paso de los años. La anterior es una de las razones principales por las que Terri respondió bien y tan rápido al tratamiento que le dimos en el Hotze Health & Wellness Center. Aquel fue un programa integral que incluyó no solo suplementos tiroideos, sino también otras hormonas bioidénticas naturales y suplementos que su cuerpo no producía en las cantidades necesarias para mantener un buen estado de salud. En uno de los siguientes capítulos profundizaré en el tema de las hormonas bioidénticas. En resumen, la hormona tiroidea es esencial para llevar una vida sana y productiva.

CUANDO FALLAN LAS HORMONAS TIROIDEAS

Si una cantidad adecuada de hormonas tiroideas asegura el buen desempeño de muchas funciones del cuerpo, su falta ocasionará el mismo número de problemas. Entre ellos:

- Con la edad, nuestros niveles hormonales descienden, incluyendo el de las hormonas tiroideas. Este descenso y desequilibrio afecta de manera negativa a la función de la tiroides y al metabolismo de las células.

- Un metabolismo lento provocado por problemas de hipotiroidismo representa una incapacidad para quemar grasa de forma correcta y perder peso. La pérdida de peso se les complica a las personas que padecen de hipotiroidismo, incluso si reducen el consumo de calorías.

- El cuerpo funciona mejor a una temperatura de 98.6 grados Fahrenheit; sin embargo, la temperatura corporal de los pacientes con hipotiroidismo desciende a 97, 96 grados. A veces menos. Es por eso que muchas personas que padecen esta enfermedad son sensibles al frío, pues sus cuerpos no pueden producir la energía necesaria para mantenerse calientes.

- Como el cerebro consume tanta energía, los pacientes de hipotiroidismo suelen perder agudeza mental, o sufrir de «niebla mental», como muchos de ellos la describen.

SISTEMA DE RETROALIMENTACIÓN DE LA TIROIDES

Sería útil que entendiera el sistema de retroalimentación de la tiroides, algo así como el termostato en su hogar, que detecta el momento correcto para ajustar la temperatura. Para conseguir una función tiroidea óptima, la tiroides asigna a dos ayudantes para que cumplan la función de termostato: el hipotálamo y la glándula pituitaria, ambas localizadas en el cerebro.

El hipotálamo se encuentra en la parte superior del tronco cerebral, en la base del órgano, en donde monitorea y responde a lo que sucede dentro y fuera del cuerpo, es decir, frío, calor y estrés. Cuando detecta presión o estrés, sabe que el cuerpo necesita ajustarse y envía una hormona liberadora de tirotropina (TRH) a la pituitaria. La TRH funge como un Paul Revere químico; prepara a la pituitaria para que esta envíe a su propio mensajero hacia la tiroides.

Como respuesta al grito desesperado de la TRH, la pituitaria envía una hormona estimuladora de tiroides (TSH) a la glándula para hacerle saber que necesita producir y liberar más hormonas tiroideas. La pituitaria, una glándula del tamaño de un maní ubicada dentro del cerebro, también monitorea los cambios en los niveles de hormonas tiroideas en la sangre. Una pituitaria que funcione correctamente detectará si los niveles son bajos y, de serlo, liberará TSH por su cuenta, ordenando la producción de hormonas tiroideas.

Es entonces cuando se liberan las hormonas tiroideas dentro del torrente sanguíneo, en donde se convierten en mensajeras que viajan a cada órgano para darles instrucciones de operación individualizadas a las células. Los órganos y células del cuerpo trabajan de forma más lenta si no cuentan con la cantidad apropiada de hormonas tiroideas. Por eso los síntomas del hipotiroidismo son tan variados, tanto, que parecen no tener relación alguna entre sí.

En resumen, el cuerpo humano cuenta con dos puntos de revisión, el hipotálamo y la pituitaria, para   asegurarse de que produce cantidades adecuadas de hormonas tiroideas. Para entenderlo, es importante el sistema de retroalimentación, pues guarda una relación con las pruebas de laboratorio actuales, utilizadas para diagnosticar hipotiroidismo. Más adelante hablaremos sobre estas pruebas.

Con esto llegamos a un punto interesante. Existen varios métodos para medir los niveles de hormona tiroidea en la sangre, pero ningún examen puede determinar cuáles son las activas. Y lo anterior es crucial, según veremos el efecto que las hormonas tiroideas tienen en las células.

¿QUÉ PASA CON SUS CÉLULAS?

Un rápido recordatorio: existen dos tipos principales de hormonas tiroideas: tiroxina, o T4 y triyodotironina, o T3.

La hormona T3 es activa, pues es cuatro veces más activa que la T4.

La hormona T4 es inactiva y debe convertirse en T3 para que las células puedan utilizarla.

Los números 3 y 4 se refieren al número de átomos de yodo adheridos a cada hormona: la T4 tiene cuatro átomos, mientras que la T3, tres.

En el momento en que la T4 entra en la célula, una enzima le roba uno de los átomos de yodo para convertirla en hormona activa T3.

La mayoría de doctores asumen que las células reciben las hormonas tiroideas sin problemas, que la conversión de T4 a T3 se lleva a cabo con éxito. En un mundo perfecto, estarían en lo correcto.

Véalo de esta forma: imagine una pila de leños, bien acomodada, junto a una chimenea. Está lista, esperando a contribuir al fuego, pero si no llega nadie a levantarla y arrojarla a la chimenea, ahí se quedará. Es lo mismo con las hormonas tiroideas. Podría tener la cantidad adecuada de hormonas tiroideas en la sangre, y en una prueba de laboratorio eso se vería perfecto, pero si las células no están asimilándolas, o no en la cantidad que debieran, su cuerpo no obtendrá sus beneficios.

Los medicamentos sintéticos de hormona tiroidea como Synthroid y Levoxyl solo incluyen T4, la parte inactiva. Una vez dentro de las células del cuerpo, debe transformarse en T3, aunque esto no sucede en muchas personas. Por eso, las mezclas de hormona tiroidea natural desecada que incluyen T3, como Armour Thyroid, Nature-Throid y Hotze (hormona tiroidea desecada USP, fórmula magistral de la farmacia Hotze), funcionan mucho mejor que cualquiera de sus contrapartes sintéticas que solo incluyen T4. (El término *desecada* quiere decir «secas»).

Con la experiencia adquirida luego de recetarles hormonas tiroideas naturales desecadas a más de 25,000 pacientes, puedo decir que es el mejor tratamiento para el hipotiroidismo. Recuerdo que en 1992 le pregunté a uno de mis mentores, el doctor Dor Brown, por qué pensaba que debería usar Armour Thyroid, una hormona desecada, y no el medicamento más común, Synthroid. Simple y llanamente me dijo: ¡Porque funciona! A veces, la respuesta más corta es la mejor.

> *Los medicamentos sintéticos de hormona tiroidea solo incluyen T4, la parte inactiva.*

EL DESENLACE DE LA HISTORIA DE TERRI

La baja función tiroidea de Terri era una de las principales causas de la mayoría de los debilitantes síntomas que padecía. Los suplementos de hormona tiroidea desecada le cambiaron la vida; además de recuperar su salud y vitalidad, experimentó algo extraordinario. Cuatro meses después de su primera visita a nuestro centro, se sentía tan bien que, motivada por sus hijos, se inscribió en el certamen de belleza Señora Texas Estados Unidos, en 2006... ¡y ganó! Siguió compitiendo y ganó el título nacional el año siguiente. Esto nunca hubiese sucedido si no le hubiéramos diagnosticado y tratado su hipotiroidismo.

UNA SENCILLA PRUEBA

Si sus hormonas tiroideas no funcionan de forma correcta, podría estar padeciendo síntomas de hipotiroidismo. No existen exámenes de sangre que detecten cuántas hormonas tiroideas activas utilizan sus células, pero sí una sencilla prueba casera para revisar su metabolismo: introduzca un termómetro en su boca y apunte su temperatura corporal. Debiera ser de 98.6 grados. Si está uno o dos grados por debajo de esa cifra, entonces su cuerpo no está produciendo la energía adecuada y probablemente sufra de hipotiroidismo, sobre todo si además ha experimentado algunos de los variados síntomas de esta enfermedad.

RESUMEN

1. Millones de personas sufren de hipotiroidismo; sin embargo, por culpa de un sistema médico enfocado en simplemente recetar medicamentos, los doctores malinterpretan o pasan por alto su condición.

2. La tiroides controla el metabolismo y regula numerosas funciones corporales, desde el control de peso y la temperatura del cuerpo, hasta la agudeza mental y el estado del sistema inmunológico.

3. La tiroides necesita de las hormonas T3 y T4 para funcionar correctamente. Se produce más T4, pero puede convertirse a T3, la

versión activa, aunque el cuerpo no siempre lo logra de forma eficiente.

4. El hipotálamo y la pituitaria en el cerebro ayudan a darle seguimiento al cuerpo en general y estimulan la producción de hormonas tiroideas cuando se necesitan.

5. La hormona sintética no es un buen sustituto, pues solo contiene T4.

6. Podría presentar niveles «normales» de hormonas tiroideas en la sangre y «aprobar» los exámenes de sangre, pero eso no quiere decir que esas hormonas estén transformándose como debieran dentro de las células.

7. Para obtener mayor información, visite el sitio electrónico www. hotzehwc.com/Wellness101/Hypothyroidism.

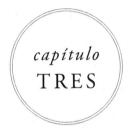

capítulo
TRES

SÍNTOMAS Y DIAGNÓSTICO

LA HISTORIA DE LAURIE

"Sentía que la vida se me iba. Me perdía de las vidas de mis hijos porque cuando estaba con ellos, no estaba ahí en realidad."

Laurie visitó el Hotze Health & Wellness Center por primera vez a sus 29 años de edad. Acababa de fundar su empresa y le iba bastante bien; tenía un esposo, dos hijos: la hermosa familia que siempre había deseado. Sin embargo, por sus crecientes problemas de salud, no disfrutaba del éxito en su vida.

Sentía que veía su vida a través de un televisor en blanco y negro, en cámara lenta, pintada apenas por algunas tonalidades grises. Tenía la mente nublada, no era un mero atolondramiento. Necesitaba prácticamente toda su energía para concentrarse y enfocar sus pensamientos. No podía despejar la mente y sus pensamientos no eran claros ni concisos. La confusión y pérdida de memoria a corto plazo diarios se habían convertido en motivo de burlas y enojos en su entorno, y no le quedaba de otra más que reírse de si misma, aunque cada vez se volvía más vergonzoso. Se sentía cansada, exhausta, y comenzó a irritarse con los más nimios incidentes.

DIAGNÓSTICO PRELIMINAR

Al entrar a los veintes le diagnosticaron hipotiroidismo y comenzó a tomar Synthroid, una mezcla que solo contiene T4, la hormona tiroidea inactiva. Aunque su doctor pudo regular su condición, no le inspiraba confianza. Además, Laurie era una buena paciente y siguió todas sus recomendaciones. El medicamento hizo que sintiera una ligera mejoría, pero no se sintió del todo bien. De todas formas, estaba decidida a levantarse y seguir con su vida.

Luego del nacimiento de su segundo hijo, quedó claro que ni todas sus ideas positivas, ni su fuerza de voluntad serían suficientes para ayudarle a recuperar su salud. Ya no podía seguir fingiendo. Niebla mental, pérdida de cabello, síndrome premenstrual, ansiedad e insomnio. Era demasiado como para poder superar la situación por su propia cuenta. Ansiaba dormir y obsesivamente contaba las horas de sueño, todos los días. Laurie le dijo a su esposo que lo único que quería como regalo de cumpleaños era pasar una noche en un hotel para dormir, ella sola.

Podía soportar el ridículo en público, pero aquello ya comenzaba a afectar a su familia. Su fatiga era tal que llegó al punto de quedarse dormida mientras le daba de comer a su hijo, y despertar media hora después. Cabeceaba cada que les leía una historia a los niños y le daba respuestas vacías al más pequeño porque simplemente no tenía energía para desarrollar alguna explicación. Laurie me dijo que su niño se preguntaba por qué su mami no podía jugar con él como antes. Ella se preguntó lo mismo; le rompía el corazón saber todo lo que se perdía. Y hacía su mejor esfuerzo, pero no podía ser la madre y esposa que tanto había deseado.

En una de sus consultas con el obstetra, sintió tanta vergüenza de contarle todo lo que le pasaba, que solo le contó lo más relevante. Con todo y eso, se sorprendió cuando escuchó a su médico recetarle un antidepresivo. Le pareció extraño porque no dijo sentirse deprimida, solo le había comentado que se sentía enferma y cansada de sentirse cansada. No aceptó tomar el antidepresivo, e hizo lo que la mayoría de las mujeres: sonrío y siguió su camino con determinación, soportando los síntomas que la debilitaban.

Laurie pensó que su vida se le iba en manos de una enfermedad terminal que descubrirían cuando ya fuera demasiado tarde. Pero si ese fuera el caso, preferiría saberlo cuanto antes para aceptarlo y gestionar su vida según el tiempo que le quedara. Todavía peor, le aterraba pensar que si así era su vida a los 29, ¿cómo sería a los 40 o 50? Se sentía sola. Sabía que ni ella ni su familia merecían aquello. En ese momento, Laurie decidió tomar las riendas de su salud. Se convenció de que si buscaba lo suficiente, encontraría una solución.

AMPLIA MEJORA

Laurie llegó al centro luego de leer sobre nuestro programa de evaluación y tratamiento en mi primer libro, *Hormonas, Salud y Felicidad.* Dudó a la hora de describirle sus síntomas al doctor Ellsworth porque había tenido malas experiencias con médicos que se habían portado indiferentes y condescendientes. Pero el doctor Ellsworth la escuchó y le explicó lo común de sus síntomas. En lugar de antidepresivos, le recetó un tratamiento a base de hormona natural desecada, hormonas sexuales bioidénticas, suplementos suprarrenales, vitamínicos y minerales, además de un plan de alimentación sin levadura.

Su niebla mental desapareció casi de inmediato, después de la primera consulta. En lugar de balancearse al borde del precipicio, se despertaba sintiéndose viva. Esperaba encontrarse con los síntomas durante el día, y se preparaba para el bajón vespertino. Sin embargo, el bajón nunca llegó, nada le dolía y pasaba la tarde llena de energía. Llamó a sus familiares y amigos para contarles lo bien que se sentía. Ahora, en vez de ver su vida como una película en blanco y negro, sentía y veía su vida en Technicolor; en vez de sentirse alienada y ver pasar su vida desde afuera, la vivía desde adentro. Dejó de contar sus horas de sueño. Con su vitalidad y entusiasmo de vuelta, sus síntomas ya olvidados, ¡Laurie espera con ansias cada mañana para levantarse y conquistar el día!

¿PODRÍA PADECER HIPOTIROIDISMO?

¿Se identifica con los síntomas y la historia de Laurie? Su historia es similar a las de casi todos los 25,000 huéspedes que han llegado buscando soluciones al Hotze Health & Wellness Center. Padecían una variedad de síntomas debilitantes y la única solución que les ofrecían los médicos era consumir medicamentos para ocultar sus síntomas. Millones de estadounidenses ignoran que sus problemas tengan algo que ver con el hipotiroidismo. Así que, ¿cómo podría saber si sufre los efectos de la enfermedad? Por sorprendente que parezca, la mejor opción no es empezar con un examen de sangre, sino más bien con su historial médico, señales físicas y síntomas, además de la temperatura de su cuerpo.

Laurie se sometió a diferentes pruebas para detectar su hipotiroidismo, y de hecho, los exámenes revelaron niveles tiroideos bajos en la sangre. Sin embargo, puede que usted se haya sometido a las mismas pruebas en varias ocasiones y su médico haya pasado por alto sus síntomas, alegando que sus niveles sanguíneos se encontraban dentro del rango normal. Gracias a mis 23 años de experiencia clínica con más de 25,000 huéspedes, estoy convencido de que cuando se presentan con múltiples síntomas de hipotiroidismo –incluso cuando sus niveles sanguíneos no muestran una falta de hormonas tiroideas–, vale la pena intentar el tratamiento terapéutico con hormonas tiroideas naturales desecadas. Desafortunadamente, pocos doctores comparten esta idea. Recuerde que las hormonas tiroideas afectan a todas las células del cuerpo, les permiten producir la energía necesaria para regular el crecimiento de los tejidos, mantener sano al sistema inmunológico, mantener la presión arterial estable y el equilibrio de fluidos. Y como cada órgano y célula del cuerpo necesita de las hormonas tiroideas, cuando las células no reciben una cantidad adecuada, aparecen un montón de síntomas sin relación aparente.

SÍNTOMAS Y SEÑALES DE HIPOTIROIDISMO

La mayoría de la gente asocia el hipotiroidismo con bajos niveles de energía y aumento de peso, pero como ya hemos visto, la baja función tiroidea acarrea un cúmulo de síntomas. Los pacientes con hipotiroidismo pueden padecer depresión, dolores de cabeza, dolor muscular y de las articulaciones, desórdenes digestivos, mala concentración con respecto a los ciclos menstruales, y deterioro en la fertilidad. Si la deficiencia ocurre durante el embarazo, se corre el riesgo de partos prematuros, muerte fetal o abortos involuntarios. Un paciente podría padecer uno, algunos o todos los siguientes síntomas y señales, según el grado de hipotiroidismo del que sufra:

- fatiga
- problemas de peso
- frío en manos y pies
- baja temperatura corporal
- cosquilleo y adormecimiento de extremidades
- problemas para enfocarse

- deterioro de la agudeza mental; niebla mental
- tiroides engrandecida
- uñas quebradizas con salientes
- insomnio
- cambios de humor
- depresión
- dolor muscular y de articulaciones
- síndrome de intestino irritable
- baja función del intestino/constipación
- dolores de cabeza
- infecciones constantes
- ciclos menstruales irregulares
- infertilidad
- abortos involuntarios
- pérdida de libido
- pérdida de cabello en mujeres
- pérdida del tercio lateral de las cejas
- engrandecimiento de lengua con muescas
- colesterol alto
- piel seca
- baja presión arterial
- poca sudoración
- ronquera
- piel pálida o pastosa
- aletargamiento en el habla
- tendencia a la divagación
- retención de fluidos
- alergias

Uno o más de los anteriores síntomas pueden ser señal de hipotiroidismo, aunque será diferente en cada persona. Si sufre alguno de los síntomas, podría resultarle benéfico un periodo de prueba de suplemento de hormona tiroidea natural desecada.

Las imágenes a continuación muestran algunos de los rasgos físicos de la baja función tiroidea, incluyendo rostro inflamado, salientes en las uñas, lengua hinchada y pérdida de cabello.

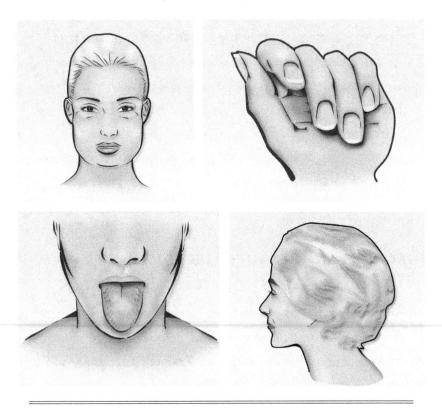

PROBLEMAS CON DOCTORES DESPECTIVOS

El enfoque médico basado en la emisión de recetas compromete las vidas de las mujeres. Es el resultado de una actitud condescendiente e indiferente por parte de la comunidad médica masculina hacia las

quejas por problemas de salud de las mujeres. Se les ve como neuróti-
cas, histéricas e hipocondríacas. La mayoría de los doctores entienden
poco o nada sobre los efectos negativos provocados por el descenso en
los niveles hormonales o su desequilibrio, con todo y que diariamente
se enfrentan a mujeres que les cuentan sus problemas. Si los médicos
entendieran la causa de sus problemas, podrían atenderlas y resolver
los síntomas que las aquejan. En lugar de eso, llenan a sus pacientes
con medicamentos psiquiátricos. Muchas mujeres han sido equivocadamente etiquetadas como hipocondríacas luego de obtener resultados normales en sus exámenes de sangre. Sin embargo, los médicos
sí recetan antidepresivos, ansiolíticos o pastillas para dormir. Me duele
pensar en el número de mujeres que han sido mal atendidas por este
tipo de médicos y terminan con un gabinete repleto de medicinas, un
montón de efectos secundarios y vidas enteras, sus matrimonios, relaciones y autoestima, destrozadas.

DIAGNÓSTICO DEL HIPOTIROIDISMO

Uno de mis mentores, a quien respeto, me dijo alguna vez que
un paciente me dirá lo que necesite saber si de verdad lo escucho.
Tenía razón. Mis pacientes mejoraron después de que comencé a
escucharlos. Aunque es cierto que los exámenes de sangre son una
herramienta esencial, la mayoría de los médicos se quedan solo con
sus resultados y se olvidan de escuchar a sus pacientes.

Si el médico confía solo en los exámenes de sangre para determinar si el paciente padece o no hipotiroidismo, ¿para qué consultar
cara a cara? ¿Por qué no mejor pedirle una muestra de sangre y
ahorrarse tiempo, dinero y la humillación de la consulta? El método
más importante para conocer el funcionamiento de la tiroides es
un análisis completo de los síntomas, historial y examen físico del

paciente, incluyendo su temperatura corporal, una señal clásica de hipotiroidismo. La temperatura ideal es 98.6 grados, y cualquier otra, uno o dos grados por debajo, es muestra clara de un lento metabolismo, detonado por el hipotiroidismo. Los exámenes en laboratorios pueden ser útiles para confirmar el diagnóstico, pero no superan al análisis de las señales y síntomas del paciente.

LOS PACIENTES NO MIENTEN, LOS LABORATORIOS SÍ

Es raro que a alguien le diagnostiquen hipotiroidismo en los Estados Unidos, especialmente porque la medicina actual prefiere basarse en exámenes de laboratorio para determinar la condición de los pacientes. Podría padecer cada uno de los síntomas relacionados a la baja función tiroidea, pero si sus niveles de hormona estimulante (TSH) se encuentran dentro del rango «normal», no tomarán en cuenta la posibilidad de que padezca hipotiroidismo.

A pesar de que los médicos usan los niveles de TSH como principal factor para diagnosticar hipotiroidismo, este no mide la cantidad de hormonas tiroideas producidas por el cuerpo. De hecho, la tiroides no produce TSH, sino la pituitaria. Los doctores se enfocan en la TSH porque cuando la pituitaria funciona con normalidad debe subir y bajar según la cantidad de hormonas tiroideas en la sangre.

Apoyarse únicamente en los exámenes de sangre para determinar si una persona padece hipotiroidismo es inseguro porque:

1. Los valores «normales» son arbitrarios.

El rango de TSH considerado «normal» es tan amplio como el mismo Gran Cañón…

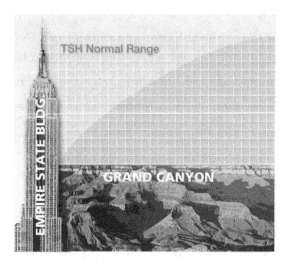

... y más alto que el Empire State. Es importante que sepa cómo se entiende el rango definido como «normal» en los laboratorios. Es un valor arbitrario determinado por un laboratorio que aplica exámenes de sangre y se basa en el promedio de los resultados obtenidos en los últimos 1,000 pacientes sometidos a la misma prueba. Entonces, el rango normal queda definido por debajo del 47.5% del promedio o la media, y 47.5% por arriba. Por lo tanto, 95% de la población terminará siempre dentro de la media. Sin embargo, puede estar seguro de que 95% de la población no se siente normal y llenos de energía. Tampoco se sienten sanos.

No porque los niveles de hormonas tiroideas en la sangre entren en la supuesta media, quiere decir que sean los ideales para cada persona o que las células las usen de forma correcta.

SI NO LE QUEDAN LOS ZAPATOS, NO LOS USE

Imagínese en una zapatería. Busca unos zapatos del número 7 y el empleado le entrega un par. Luego de ponérselos y dar algunos pasos, se los devuelve y alega que le aprietan y le duelen los pies. Es evidente que le quedan chicos. El empleado, en lugar de buscar unos más grandes, le dice que el 7 es la medida promedio dentro de la población, que están perfectos. En todo caso, usted es quien está mal. ¿No se le haría un argumento ridículo? Los zapatos no son «unitalla»; de igual manera, los niveles de hormonas tiroideas establecidos por cualquier laboratorio no necesariamente son iguales para cada persona.

2. El estándar ha cambiado con el tiempo.

Entre 1991 y 2012, el rango normal de niveles de tiroxinas libres (T4) en la sangre, según los laboratorios, ha bajado 15%, de 0.90-2.00ng/dl a 0.76-1.7ng/dl. ¿Cómo le afecta a usted? Pues, si hubiera visitado a su doctor en 1991 y hubiera obtenido un valor de T4 libres de 0.80ng/dl, le hubieran diagnosticado hipotiroidismo; sin embargo, si lo hubiera visitado en 2012 y obtenido el mismo resultado en sus exámenes de laboratorio, no le habrían diagnosticado nada.

¿Por qué cayó el promedio definido por los laboratorios? Cada vez más «baby boomers» se someten a pruebas de hipotiroidismo, y eso baja el resultado promedio. Las personas saludables, jóvenes, no suelen consultar para revisar sus niveles de hormonas tiroideas. Por lo tanto, el rango establecido por los laboratorios se basa en los resultados de las pruebas realizadas a gente mayor, y no en los niveles típicos en una persona joven y sana. Los niveles de hormona tiroidea, y el uso que le dan las células, se deterioran inevitablemente con la edad. Que el deterioro pudiera ser inherente al proceso de envejecimiento no significa que sea saludable. Así que, aunque padezca síntomas de hipotiroidismo, existe 95% de probabilidad de que sus niveles de hormona tiroidea caigan dentro del rango denominado «normal» y su condición quede sin diagnosticar.

3. Los resultados no se comparan con la experiencia clínica.

Mi experiencia clínica con las pruebas de laboratorio me ha vuelto escéptico. Envié las mismas muestras de sangre de 40 de mis pacientes a dos laboratorios diferentes para medir sus niveles de hormona tiroidea, ¡y los resultados que me devolvieron variaron hasta 50%! ¿A qué laboratorio creerle? Esta es una de las principales razones por las que escucho a mis pacientes. Les creo más a ellos que a una prueba de laboratorio.

Una prueba de laboratorio es una fotografía de lo que ocurre en la sangre en un determinado momento. Los niveles de hormona tiroidea varían durante el día y se ven afectados por los procesos de las enfermedades, medicamentos, otras hormonas, químicos ambientales y estresantes.

> *Envié las mismas muestras de sangre de 40 de mis pacientes a dos laboratorios diferentes para medir sus niveles de hormona tiroidea, ¡y los resultados que me devolvieron variaron hasta 50%!*

TERMOSTATO AVERIADO

Como dije en el Capítulo 2, la pituitaria regula el termostato del cuerpo. Envía un mensaje cuando sus hormonas tiroideas necesitan de algún ajuste. Y para impulsar la producción de hormonas tiroideas, la pituitaria produce más TSH cuando la tiroides no engendra las suficientes; a la inversa, libera una menor cantidad de TSH cuando la tiroides produce más o demasiadas hormonas.

Si dentro de un habitación la temperatura se siente tal y como la marca el termostato, todo está perfecto. Sin embargo, si el termostato está digamos en 70 grados, pero hay escarcha en las ventanas y puede ver el vaho que sale de su boca, sería lógico pensar que algo anda mal con el aparato, pues no coincide con la temperatura real de la habitación.

Así que si presenta todos los síntomas característicos del hipotiroidismo, aunque los resultados de sus exámenes de sangre sean normales, existe una gran posibilidad de que algo ande mal con su glándula pituitaria. No es necesario vestir una bata blanca para saberlo, es simple sentido común.

LAS HORMONAS DISMINUYEN CON LA EDAD

Al envejecer, aumenta nuestro riesgo de sufrir de obesidad, sobrepeso, presión alta, diabetes, enfermedades cardiacas, cáncer, osteoporosis, artritis degenerativa y alzheimer. ¿Le preocupaban estas enfermedades cuando tenía veintitantos? Algo le pasa al cuerpo con el correr de los años que aumenta nuestra susceptibilidad a contraer enfermedades. Ocurre principalmente por el gradual y constante deterioro en la producción y uso de hormonas. A medida que envejece, sus glándulas van produciendo cada vez menos hormonas, cuyo rol es el de ser mensajeras químicas que le dicen a las células qué hacer. Es así con todas las hormonas: sexuales, suprarrenales, y tiroideas. En el Reino Unido y los Estados Unidos, la incidencia de hipotiroidismo aumenta abruptamente después de la menopausia en mujeres y después de los 60 años en hombres.[18] Por consiguiente, se ha registrado que entre 10-15% de mujeres posmenopáusicas padecen un grado leve de hipotiroidismo, por 6% en hombres. Los resultados se basan exclusivamente en exámenes de sangre, y aunque la incidencia real de hipotiroidismo en ambos grupos es significativamente mayor, la mayoría de los médicos lo ignoran.

La baja de hormonas tiroideas no solo parte del envejecimiento, existen otros factores que contribuyen a su disminución:

- Una infección podría reducir los niveles de hormona tiroidea.
- Tratamiento previo por tiroides hiperactiva o hipertiroidismo.
- Algunos medicamentos como corticosteroides y beta-bloqueadores para presión alta, afectan al uso de hormonas tiroideas de las células.
- El fluoruro en el agua, pasta dental, alimentos y productos para el hogar también afectan la producción y uso de hormonas tiroideas.
- Químicos ambientales.
- El descenso de hormonas sexuales y su desequilibrio afectan a la función de la tiroides.
- Las enfermedades autoinmunes perjudican también a la producción de hormonas tiroideas.

ESTÁNDARES DEFECTUOSOS

Es importante resaltar que los rangos de laboratorio antes mencionados suelen ajustarse según la edad. Eso quiere decir que nos comparan con otras personas de nuestra misma edad que también mostraron niveles bajos de hormonas tiroideas. Sin embargo, sus niveles hormonales deben compararse con aquellos que están en la flor de la vida y se sienten bien. Si tiene 40, 50 o 60 años, ¿quiere los niveles hormonales de una persona de esa edad o quiere recuperar aquellos que tenía en sus mejores años?

Con frecuencia mis huéspedes me comentan que sus doctores afirman que sus niveles de hormona tiroidea estaban en la parte baja del rango establecido, y no era necesario recibir tratamiento. No tiene sentido. Digamos que piensa conducir de Houston a Dallas y al llegar a una estación de servicio, justo antes de partir, se da cuenta de que le queda la dieciseisava parte del tanque de combustible. ¿Qué pasaría si el encargado se acercará y le dijera: «Señor, lo siento, pero todavía le queda una pizca de combustible». Seguramente le respondería: «Sí, pero necesito el tanque lleno para poder llegar a Dallas». «Lo siento», diría el encargado, «pero no puede cargar combustible sino hasta que el tanque esté vacío». ¿Le suena ridículo? Quiero el tanque lleno cuando salga de viaje. Asimismo, quiero que mis hormonas estén a tope al comenzar el día. No quiero esperar hasta quedarme casi sin ninguna.

LA HISTORIA DE TARA

Tara creció en un pequeño pueblo tejano, fue una niña activa, saludable, involucrada en los deportes, porrista en la preparatoria y en la Universidad de Texas, en Tyler. Sin embargo, al entrar a los veintes, comenzó a sufrir episodios de sinusitis, que ella misma achacó a sus alergias, y tomó antibióticos para las infecciones recurrentes. A los 24 años le quitaron las amígdalas para aliviar la constante inflamación de su garganta y su sinusitis. Mejoró su garganta, pero no la sinusitis. Tara dijo que durante casi todo el año tomó medicamentos, como Sudafed, para combatir los montones de problemas provocados por las alergias. Probó otras medicinas, Zyrtec, Allegra. Aunque nunca se sintió bien, tampoco pensó que fuera para tanto.

EL EMBARAZO LO CAMBIÓ TODO

Tara se embarazó luego del primer año de matrimonio. Fue un embarazo complicado durante el que se sentía lenta, cansada y adolorida. Con todo y su presión demasiado alta, le permitieron viajar de Oklahoma a Texas a pasar la Navidad, poco más de dos meses antes de dar a luz. En Nochebuena, a diez semanas de la fecha establecida para el alumbramiento, comenzó con el trabajo de parto y su hija nació prematura. Luego, Tara explicó que no sabía por qué su hija había nacido antes, aunque un doctor dijo después que quizá guardaba alguna relación con la tiroides. Luego de dar a luz, su vida se salió de control.

Si ha experimentado el placer de ser padre, sabe que puede ser la cosa más emocionante y a la vez exhaustiva en su vida. Imagine que su recién nacido se ve obligado a pasar sus primeras cuatro semanas de vida en la unidad de cuidados intensivos; el estrés provocado por la situación puede abrumar a los nuevos padres. Tara se mantuvo a flote durante esas cuatro semanas, pero luego comenzó a perder fuerza por culpa de sus dolores de cabeza. No creyó, como le dijo el obstetra, que los dolores fueran producto de los cambios hormonales de la etapa posparto. Le dijo que era imposible, que las hormonas no provocan dolores de cabeza. Tara se automedicó con, según dijo, «montones de Advil». Durante los siguientes meses tuvo que lidiar con noches en vela y los cólicos del bebé. Y en una de sus consultas con el ginecólogo, éste le preguntó si disfrutaba su nueva etapa como madre. Dijo que no. Que se había puesto a pensar si en realidad alguien disfrutaba de su primer hijo —en su caso un bebé prematuro— en todos los sentidos. Quien diga que sí, seguro miente, aseguró.

El ginecólogo no tardó ni un segundo en sacar su bloc de recetas y le dijo que le recetaría algunos antidepresivos. Le recetó Zoloft. Tara se emocionó, se sintió esperanzada. Salió del consultorio pensando en que se sentiría como una mujer nueva. Desafortunadamente, la realidad resultó ser todo lo contrario.

DESCENSO A LA OSCURIDAD

«Luego de tomarme el Zoloft por dos semanas, quería matarme», dijo Tara. «Nunca pensé en lastimar a mi niña, pero por alguna razón, podía justificar sin problemas lo inútil de mi existencia. Se lo contaba a cualquier persona, así como se cuento ahora a usted. Le decía a mi esposo que simplemente no quería estar *aquí*. Él nunca se imaginó que me refería a no estar aquí, en este planeta».

Con el tiempo, Tara encontró la mejor manera de hacerlo, y se lo contó a su esposo. Le dijo que pondría punto final a todo, a su vida. Él le pidió esperar, le dijo que estaba loca. Era el mes de marzo. El bebé nació en diciembre. «Mi esposo me subió al coche y me llevó con el ginecólogo ese mismo día. Le contamos todo, y me ordenó visitar al psiquiatra, en noviembre, ocho meses después.»

El esposo de Tara respondió agitado, dijo que aquello era una locura, que su mujer quería quitarse la vida. Entonces le pidieron llevarla a la sala de emergencias, pero Tara se negó. Ya podía escuchar a su madre decirle: «Nunca habías tenido pensamientos como estos, ¡nunca!»; y a su esposo: «Esto no va con tu forma de ser». Podía escuchar sus razonamientos y les dio la razón. Luego de platicarlo, ambos decidieron que lo mejor sería dejar el medicamento. Sin embargo, al día siguiente fueron con el doctor de cabecera de la familia, y les dijo que la respuesta era cambiar de antidepresivo.

MÍNIMA MEJORÍA

El doctor le recetó Effexor, del que luego Tara dijo: «Creo que fue la peor cosa que me haya pasado. Fue horrible».

Los efectos secundarios del medicamento fueron graves. Y, aunque ya no tenía ideas suicidas, perdió su sensibilidad maternal. Se sentía exhausta.

«Tuvimos que llamar a nuestros amigos para que cuidaran del bebé porque yo no podía ni cuidarme a mi misma. Me la pasaba en cama, literalmente no podía ni pararme. Ahora que lo recuerdo, todo es un triste episodio que duró varios meses».

«Había consultado con dos médicos de cabecera y un ginecólogo. Con el Zoloft y Effexor aumenté de peso, cada vez más, sin parar. Para marzo había perdido el peso del embarazo, pero para agosto había aumentado 50 kilos, pesaba ya 90. Mamá insistía en que aquello era culpa del medicamento, y se lo pregunté a todos los doctores, pero todos decían que era imposible, que era una locura».

Tara se tomó un semestre para cuidar al bebé. Esperaba retomar el ritmo de vida al regresar a la escuela, pero cuando regresó, dijo que se encontraba perdida, con miedo. Tomó la decisión de dejar los antidepresivos.

SIN MEDICAMENTOS

Dejó de tomar sus medicinas. El resultado fue pasarse dos semanas enferma, con temblores, sudores, vómito e insomnio. Sufrió algo que su médico llamó «temblores cerebrales». Los síntomas eran efectos secundarios por dejar de tomar los antidepresivos.[19]

«Un día le conté todo a mi quiropráctico. Me dijo que hiciera una prueba de saliva para saber qué era lo que andaba mal. La prueba reveló que sufría de fatiga suprarrenal. Me dieron vitaminas, y fueron lo primero que de verdad me ayudó, e hicieron mi vida tolerable; aunque todavía faltaba mucho para arreglar el problema. En ese punto acepté mi cansancio por sobrepeso. Mi matrimonio estaba en problemas, pues yo no era la misma, ni física ni mentalmente. Era difícil. No era la madre, la hija ni la maestra que quería ser».

En ese periodo Tara sufrió un embarazo molar. Consultó con un endocrinólogo que le diagnosticó tiroiditis de Hashimoto, también conocida como tiroiditis autoinmune, que es una disfunción en donde el sistema inmunológico ataca a la tiroides. Le recetó Synthroid, pero el medicamento no alivió los síntomas.

POR FIN, LA MEJORÍA

Tara visitó el Hotze Health & Wellness Center por primera vez luego de mudarse a Texas para estar cerca de un pariente enfermo. La evaluamos y atendimos por hipotiroidismo, desequilibrio hormonal y mala nutrición. Necesitaba rellenar su tanque, pero no con fármacos, sino con las mismas moléculas que Dios había puesto en su cuerpo al crearla. Pasó por las diferentes etapas del tratamiento; arrancamos con lo más urgente, su fatiga suprarrenal, y para eso le recetamos cortisol bioidéntico. Dijo que por primera vez *en toda su vida* había dormido una noche de corrido. Además, se sentía descansada. ¡Dijo esto apenas unos días después de su primera visita al Centro! Siguió un plan de alimentación sin levadura diseñado para desintoxicar su cuerpo y darle apoyo nutricional. Reemplazamos el Synthroid con hormonas desecadas, biológicamente idénticas a las fabricadas por el cuerpo humano.

Tara me dijo que a los diez días se sentía una persona diferente. Dijo también que durante los siguientes ocho meses, además de disfrutar de buena salud y energía, perdió 25 kilos, sin ejercitarse. No más dolores de cabeza, síntomas por alergias, sobrepeso o depresión.

A pesar de los cuatro infernales años, de su constante caída, Tara es una de las suertudas, pues los médicos convencionales tratan con antidepresivos u otros fármacos muchos de los síntomas que padeció por la baja función tiroidea después de su embarazo, como fatiga y depresión. Estoy seguro de que millones de personas los sufren, como alguna vez le tocó a Tara.

RESUMEN

1. El hipotiroidismo se diagnostica gracias a la temperatura corporal y a la evaluación de los síntomas clínicos.
2. Las hormonas tiroideas afectan a cada célula y órgano del cuerpo.
3. La gente no miente, las pruebas de laboratorio sí.
4. Las hormonas disminuyen con la edad y necesitan restituirse para que el cuerpo funcione correctamente.
5. Para obtener mayor información, visite el sitio electrónico www. hotzehwc.com/PatientsDontLie.

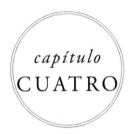

capítulo
CUATRO

¿CÓMO SURGE EL HIPOTIROIDISMO?

LA HISTORIA DE CASSIE

«Creo que siempre batallé con mi peso, pero a pesar de todo, podía controlarlo. Hasta que nació mi primer hijo.»

Cassie nunca fue una chica «delgadita». De hecho, tuvo problemas de peso desde la adolescencia, a pesar de llevar una vida activa. Practicó varios deportes en la preparatoria y solía salir a correr en sus años de universitaria. Con todo y que corría diariamente y se alimentaba bien, luchaba con el peso. Y llevaba la batalla ganada, hasta que nació su primer hijo.

Cassie se graduó de la carrera de Psicología, contrajo matrimonio con un ministro y tuvo a su hijo todavía joven. Cuando la vi, me contó sobre la frustración y sentido de desesperanza que la aquejaron durante los siguientes años. Con motivación, alegría y determinación siguió un plan de ejercicio que incluía acondicionamiento integral, de cuatro a cinco veces por semana. En aquél tiempo, fundó una nueva iglesia con su esposo, construyeron el templo, pasaron de 500 a 700 feligreses y tuvieron a su segundo hijo. Dijo que sentía estrés, pero del bueno. Cassie cuidaba a sus dos hijos, seguía ejercitándose y comía de forma saludable. Desafortunadamente, su cuerpo no respondía a tantos esfuerzos, y con el aumento de peso, se iba sintiendo derrotada. Veía a sus amigas cuidar a sus hijos, ejercitarse y seguir una dieta balanceada con resultados completamente diferentes, y comenzó a preguntarse por el motivo de aquello.

Como si el aumento de peso no fuese molestia suficiente, comenzó a sentirse extremadamente fatigada. Lo primero que pensaba al levantarse por la mañana era en el tiempo que faltaba para su primera siesta del día. Después de esa siesta, se concentraba en poder llegar a la siguiente, por la tarde. Se impacientó, frustró y volvió una persona irritable. Un día se cansó e hizo una cita con su querido ginecólogo.

UNA EXPERIENCIA COMÚN

Cassie le explicó todo al doctor, pero la estremeció su respuesta. Cassie, le dijo, tenemos que trabajar con tu peso, estás obesa. Salió del consultorio con aquella palabra dándole vueltas en la cabeza. Se sintió indignada por haber escuchado un único consejo: que tenía que comer mejor y ejercitarse. Pero eso era lo que había hecho desde el nacimiento de su primer hijo, así que sabía que no era esa la respuesta. Lloriqueó hasta llegar a casa.

Quizá por suerte, o por alguna intervención divina, según Cassie, por esos días una de sus amigas le regaló mi primer libro, *Hormonas, Salud y Felicidad*, y le dijo que lo leyera, que la conocía y al verla sabía que tenía que leerlo. Y eso hizo. Lloró mientras lo leía, pero ahora porque se vio reflejada en las páginas del libro. Una y otra vez se repetía que era ella, era ella de quien se hablaba.

Su esposo estuvo de acuerdo y la apoyó para que visitará el Centro, en donde uno de nuestros médicos escuchó su historia y

armó su historial médico y los síntomas como si fuese un rompecabezas para encontrar la solución. Cassie entendió que con los años su
base de hormonas tiroideas, femeninas y suprarrenales se había des-
moronado y necesitaba restituir las hormonas perdidas. Comenzó a
tomar hormonas tiroideas naturales desecadas, progesterona bioidéntica y vitaminas, además de seguir un plan de alimentación enfocado
en la eliminación de la levadura de su cuerpo.

Recobró su energía. Al tiempo que el médico aumentaba la
dosis de hormona tiroidea natural desecada, fueron desapareciendo
sus síntomas y los kilos de más. Se sentía mejor, con entusiasmo y
perdió casi 20 kilos en los primeros tres meses. De vez en cuando le
recomienda el libro que cambió su vida a personas con los mismos
problemas que ella sufrió. Entre risas me dijo que ella recuperó su
vida, ¡pero su esposo dice que él recuperó a su esposa!

¿POR QUÉ A MÍ? ¿POR QUÉ AHORA?

Ahora que conoce las señales del hipotiroidismo y puede identi-
ficarlo, veamos cómo y cuándo surge. Llegados a este punto, podría
creer que padece de hipotiroidismo según sus síntomas, pero se preguntará por qué. Puede que usted haya sido una persona saludable
durante toda su vida, como Cassie y los demás huéspedes que com-
partieron sus historias en el libro, pero luego sintió un cambio en su
vida. Escribí este capítulo con la intención de explicarle las causas del
hipotiroidismo.

MÚLTIPLES FACTORES

Casi todos los casos de hipotiroidismo son resultado de
problemas de la tiroides. La función tiroidea también se ve afectada
cuando cualquiera de las dos glándulas que sirven de apoyo, la pituitaria y el hipotálamo, presentan problemas. La función tiroidea se

deteriora cuando los factores ambientales afectan de forma negativa a la habilidad celular de recibir y utilizar hormonas tiroideas.

Cada una de estas cuestiones es compleja, y su complejidad aumenta al examinarlas más de cerca. A menudo tenemos que buscar más allá de la tiroides y sus apoyos para entender al hipotiroidismo. Las glándulas hormonales y las hormonas que producen debieran trabajar en armonía para mantener al cuerpo vibrante, lleno de energía. Las hormonas tiroideas mantienen un delicado balance con otras, con el sistema gastrointestinal, con el nivel de insulina, la dieta y con las vitaminas y minerales.

Trataremos una variedad de factores con mayor detalle, pero quizá sea útil que le eche un vistazo al mapa que seguiremos antes de comenzar con el viaje. Las principales causas de hipotiroidismo incluyen:

- enfermedad autoinmune de la tiroides
- desequilibrio y deterioro de la hormona sexual; predominio de estrógeno en mujeres
- histerectomías, seguidas de tratamientos con estrógenos
- deterioro de hormona sexual en hombres
- fatiga suprarrenal
- envejecimiento y deterioro hormonal en hombres y mujeres
- envenenamiento de la tiroides por fluoruro
- deficiencia de yodo
- resistencia de las células a las hormonas tiroideas
- remoción quirúrgica o destrucción por radiación de la tiroides
- algunos fármacos, sobre todo los beta-bloqueadores para presión alta y litio para tratar la depresión

INFLAMACIÓN Y AUTOINMUNIDAD

Conoce la inflamación. Si se encaja un clavo en el pie, el área se inflamaría, enrojecería y eventualmente se sentiría caliente. Esto es lo que ve y siente en la superficie.

Pero lo que no puede ver son los glóbulos blancos liberando químicos para proteger al cuerpo de bacterias, virus, o cualquier otra sustancia ajena al cuerpo, además de aumentando el flujo sanguíneo en el área afectada.. Es una reacción inflamatoria.

La reacción inflamatoria es la respuesta del cuerpo ante una lesión, es como si un ejército enviara a sus tropas a una batalla. Su sistema inmunológico recibió el llamado de ayuda, y está ahí para protegerlo de cualquier otro peligro. Si es una lesión grave, como el clavo en el pie, la reacción inflamatoria es esencial para el proceso de curación del cuerpo.

INFLAMACIÓN CRÓNICA

Durante una enfermedad, la inflamación no disminuye y puede acarrear numerosos problemas de salud. Puede ser que conozca las palabras terminadas en «-itis», utilizadas por los médicos para describir la inflamación de órganos y tejidos. Con algunas enfermedades, el sistema inmunológico inicia con el proceso de inflamación de forma inapropiada, pues no hay intrusos para atacar. En estos casos, el sistema inmunológico ataca a sus propios tejidos, como si estos o los órganos fuesen el problema. Esto recibe el nombre de enfermedad autoinmune.

Existen dos enfermedades autoinmunes que involucran a la tiroides: la enfermedad de Graves (demasiada hormona tiroidea) y la de Hashimoto (escasez de hormona tiroidea). Como estamos tratando el hipotiroidismo, analicemos la enfermedad de Hashimoto, causada por la tiroiditis autoinmune.

EL ATAQUE DE LAS -ITIS

Estos son algunos de los males más comunes con terminación en -itis y que involucran la inflamación de algunas partes del cuerpo.

- artritis = articulaciones
- hepatitis = hígado
- miocarditis = músculo del corazón
- tiroiditis = tiroides
- bursitis = bursa (sacos de fluidos que sirven como amortiguadores de huesos y tendones)
- tendonitis = tendón

TIROIDITIS AUTOINMUNE
(ENFERMEDAD DE HASHIMOTO)

La tiroiditis autoinmune es una enfermedad del sistema inmunológico que conduce al hipotiroidismo. También se le conoce como enfermedad de Hashimoto, y fue bautizada con ese nombre en honor al primer médico que la describió, en Alemania, en 1912, el japonés, Hakaru Hashimoto.

Con la tiroiditis autoinmune, el sistema inmunológico de la persona produce anticuerpos que atacan a la tiroides, detonando la inflamación y el daño glandular, lo que conduce al deterioro en la habilidad para producir cantidades adecuadas de hormona tiroidea. Los anticuerpos también se vinculan a las hormonas tiroideas en la sangre, dificultándoles su disponibilidad para las células. Desafortunadamente, la mayoría de los médicos no suelen aplicar exámenes de sangre para determinar si sus pacientes padecen de tiroiditis auto-inmune que, de existir, explicaría los síntomas de hipotiroidismo. Es común que los pacientes con tiroiditis autoinmune presenten resultados normales en sus exámenes de sangre. Los exámenes de hormonas tiroideas de rutina no suelen revelar la existencia de tiroid-itis autoinmune, que afecta la capacidad de las células para utilizar las hormonas tiroideas. Esta es una de las principales razones por las que el hipotiroidismo queda sin diagnosticar.

Si presenta síntomas de hipotiroidismo, debe pedir que analicen una muestra de su sangre para determinar si padece de tiroiditis autoinmune. Esto se logra mediante la revisión de dos anticuerpos tiroideos:

1. Anticuerpos tiroideos peroxidasa (TPOAB)
2. Anticuerpos antitiroglobulina (ATA)

Gracias al Dr. Datis Kharrazian, y su libro *Why Do I Still Have Thyroid Symptoms When My Lab Tests Are Normal?* aprendí sobre la relación entre la sensibilidad al gluten y la tiroiditis autoinmune.[20]

VÍNCULO CON EL GLUTEN

¿Qué provoca la generación de anticuerpos contra la tiroides? Podría ser el resultado de su dieta, especialmente si consume granos, como trigo, centeno y cebada. Las personas con intestinos saludables no tienen problemas con estos alimentos, pero con el intestino inflamado, podría padecerse el síndrome de intestino permeable, que inflama y daña el revestimiento del intestino, permitiéndole a las proteínas como gluten, subproductos bacteriales y otras toxinas, entrar al torrente sanguíneo. Por lo anterior, el sistema inmunológico reacciona y crea anticuerpos para destruirlas. Pero también podría ser una reacción cruzada, en la que los anticuerpos atacan diferentes órganos y tejidos. Es la causa más probable de las enfermedades autoinmunes.

Existen varios exámenes de sangre con el objetivo de encontrar anticuerpos y determinar si el cuerpo está creando anticuerpos para el gluten. Si los anticuerpos para el gluten coinciden con síntomas gastrointestinales como hinchazón, gases, indigestión, diarrea y otros como dolores de cabeza, dolor en las articulaciones, fatiga, pérdida de cabello, sarpullido e infertilidad, entre otros, seguramente el gastroenterólogo recomendará una biopsia de la parte alta del intestino delgado o duodeno. Si existen cambios patológicos específicos, se diagnostica enfermedad celíaca, que es la inflamación del revestimiento de los intestinos, como se dijo antes, y que deriva en el síndrome de intestino permeable. ¿Pero fue el gluten el culpable de la inflamación del revestimiento o fue algo más? El único tratamiento es llevar una dieta sin gluten. Es decir, sin granos, sobre todo trigo, centeno y cebada.

OTROS FACTORES QUE INFLUYEN EN EL INTESTINO

Es posible que la inflamación del intestino haya sido provocada por algo más, como la proliferación de levadura, resultado del uso de antibióticos, de infecciones virales o bacteriales, o de los químicos y toxinas incluidas en la dieta. Si padece del síndrome de intestino permeable, las proteínas y sustancias ajenas al cuerpo cruzarán el revestimiento protector del intestino.

El sistema inmunológico atacará las proteínas y generará alergias alimentarias. Lo anterior propiciará la mayor inflamación de la capa protectora del intestino y empeorará el síndrome existente.

Pueden aplicarse algunas pruebas de sangre para encontrar alergias alimentarias, pero, ¿qué fue lo que provocó la inflamación y el síndrome de intestino permeable?

Por lo general, la causa del síndrome son los antibióticos, pues destruyen las bacterias inofensivas y positivas del intestino grueso, permitiendo así que prolifere la levadura.

Existe un sano balance entre bacterias positivas en el intestino y la levadura, y recibe el nombre de candida albicans, un tipo de hongo. Al tomar antibióticos se rompe el balance. Con la proliferación de levadura, se destruye la capa protectora del intestino delgado, permitiéndole el paso dentro del torrente sanguíneo a las proteínas, subproductos bacteriales, toxinas y químicos.

EL CICLO DE LA ENFERMEDAD

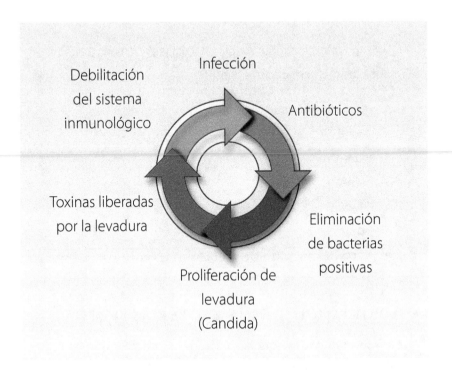

La reacción del sistema inmunológico a estos alimentos y otros productos ingeridos estimula la inflamación cada que entran al torrente sanguíneo, y detona el síndrome de intestino permeable. Como ya vimos, el sistema inmunológico produce anticuerpos para combatir a estas sustancias tóxicas. El hígado debe desintoxicar al cuerpo y expulsar a estos alimentos y otros productos de la sangre, hacia la bilis. Cuando el hígado tiene problemas para cumplir con esta función, las sustancias se quedan en la sangre y llegan a los tejidos del cuerpo. Entonces no solo se sufre una depresión del sistema inmunológico, sino también una carga de toxinas en los tejidos. A partir de ese punto, es inevitable caer en enfermedades y en un estado de mala salud en general.

ALERGIAS ALIMENTARIAS COMUNES

Es posible desarrollar alergias a cualquier alimento, aunque algunos son más comunes que otros.

- trigo
- maíz
- huevo
- leche
- levadura
- soya
- coco

LA IMPORTANCIA DE LAS BACTERIAS «BUENAS»

Es importante saber que las bacterias saludables que habitan el intestino permiten que la hormona tiroidea inactiva, T4, se transforme en la versión activa, y que más o menos 20% de la conversión toma lugar en el intestino. Cuando los antibióticos destruyen bacterias saludables se crea un desequilibrio en la composición normal del intestino, e impide la correcta conversión de T4 a T3. Esta es una de las razones por las que pudiera presentar niveles normales de T4 en la sangre, sin contar con los niveles adecuados de T3 en las células.

Si esto le ha pasado, es imperativo que modifique su dieta y empiece un programa de alimentación sin levadura, sin azúcar ni carbohidratos simples, como pan, papas, arroz y postres. También tendría que eliminar los alimentos a los que sea alérgico. Quizá sea necesario que tome medicamentos para matar la levadura. En resumen, tendría que adoptar una dieta saludable.

Hipócrates (460 a 370 AC), el padre de la medicina, escribió: «Que la comida sea su medicina, y que la medicina sea su alimento». Sus sabias palabras siguen vigentes.

> *«Que la comida sea su medicina, y que la **medicina sea su alimento**.»*

TIROIDITIS AUTOINMUNE DESPUÉS DEL EMBARAZO

Las mujeres suelen contraer tiroiditis autoinmune durante o después del embarazo, en ocasiones derivando en hipotiroidismo posparto. Esto podría ser el resultado del desequilibrio entre estrógeno y progesterona, común luego del parto, que es cuando los niveles de progesterona caen estrepitosamente. Lo anterior detona el dominio de estrógeno, condición que rompe con el orden del sistema inmunológico.

La tiroiditis autoinmune suele pasar desapercibida después del embarazo porque los médicos acostumbran realizar pruebas de tiroides rutinaria y no buscan anticuerpos en la tiroides. Al recibir los resultados «normales» de los exámenes de sangre, los síntomas expuestos por la nueva madre suelen atribuírsele a la depresión posparto, así que le recetan algún antidepresivo. Es triste, pues los antidepresivos nunca resuelven el problema provocado por el hipotiroidismo y, por el contrario, acarrean una serie de efectos secundarios negativos. En este caso, las madres deben tomar hormona tiroidea desecada USP y algo de progesterona bioidéntica para restaurar el balance hormonal y sentirse bien.

DECLIVE DE HORMONA SEXUAL EN MUJERES

¿Por qué el hipotiroidismo es más común en las mujeres? Por su genética, las mujeres tienen más probabilidades de heredar tiroiditis autoinmune, y por eso el radio de la enfermedad con respecto a los hombres es de 6 a 1. Los estudios realizados en el Hotze Health & Wellness Center demostraron que 32% de las mujeres y 18% de los hombres evaluados padecían tiroiditis autoinmune. La incidencia es mucho mayor que en la población en general, en donde 10% de los adultos poseen anticuerpos de tiroides detectables. Dejando de lado la genética, existe otro factor detrás de la mayor incidencia de hipotiroidismo en mujeres: el desequilibrio hormonal.

Los cambios hormonales determinan las diferentes temporadas dentro de la vida de la mujer. Sus hormonas fluctúan con el paso de los años: al comenzar con la menstruación –o pubertad–, durante sus periodos menstruales, embarazos y nacimientos, perimenopausia y menopausia. La mujer puede sufrir un desequilibrio hormonal en cualquiera de estas encrucijadas.

ARMONÍA DEL EQUILIBRIO HORMONAL

¿Cómo funcionan las hormonas y cómo influyen en el estado de ánimo, sentimientos y niveles de energía de las mujeres? O bien, ¿cómo contribuye el desequilibrio hormonal al surgimiento del hipotiroidismo?

- El estrógeno es una hormona principalmente femenina producida por los ovarios; estimula la división celular e impulsa la proliferación de células, especialmente el revestimiento interior de la matriz (útero). La producción de estrógeno comienza el primer día del ciclo menstrual y sus niveles varían durante el mismo ciclo.

- Los ovarios también producen progesterona, pero después de la ovulación, entre los días 15 y 28 del ciclo menstrual regular. La progesterona equilibra el efecto del estrógeno al desarrollar el revestimiento interior de la matriz, dejándola lista para acoger una nueva vida; además, estimula la gestación, y de ahí su nombre. Además, actúa como protectora durante el embarazo. El estrógeno domina la primera mitad del ciclo menstrual, dejándole la segunda mitad, justo después de la ovulación, a la progesterona. Juntas armonizan el ciclo menstrual.

La progesterona es esencial para la producción de hormonas tiroideas, pues estimula la enzima tiroperoxidasa de la tiroides, responsable de la producción de las hormonas T3 y T4, provenientes de la proteína tiroglobulina. La progesterona también mejora los receptores celulares de hormonas tiroideas, facilitando su adherencia.

La progesterona es una hormona cerebral importante para hombres y mujeres.[21]

Desafortunadamente, con el envejecimiento de los ovarios, progesterona y estrógeno pierden su equilibrio, dando como resultado una condición de nombre dominio de estrógeno.

———————— **SABIAS PALABRAS** ————————

Estrógeno: por lo general tenemos la idea de que el estrógeno es una sola hormona. En realidad, es toda una clase de hormonas que consisten de tres moléculas diferentes y separadas: estriol, estradiol y estrona.

DOMINIO DE ESTRÓGENO

Aunque el ciclo menstrual de la mujer es un acto de equilibrio entre estrógeno y progesterona, el estrógeno se ha creado una mala reputación, por diferentes razones que veremos en otro capítulo. Sin embargo, luego de atender a decenas de miles de mujeres, me di cuenta de que el estrógeno no es peligroso, siempre y cuando sea administrado en dosis fisiológicas normales, equilibradas con la progesterona. El dominio de estrógeno ocurre cuando no existe tal equilibrio.[22] A esto se le llama también deficiencia de progesterona.

Existen varios factores culpables del dominio de estrógeno, como el proceso de envejecimiento. Las hormonas disminuyen con la edad, y los niveles de progesterona caen mucho más rápido que los de estrógeno. Para cuando la mujer llega a la menopausia, sus niveles de progesterona serán la vigésima parte de lo que fueron en sus veintes, mientras que el estrógeno habrá caído apenas 40%. Esto sucede porque el estrógeno se produce en otras partes del cuerpo, no solo en los ovarios. Por lo anterior, las mujeres obesas en la postmenopausia presentarán niveles más altos de estrógeno que aquellas de la misma edad, pero delgadas. Todos estos factores contribuyen al dominio de estrógeno.

CAMINO HACIA EL HIPOTIROIDISMO

Seguro se preguntará qué tiene que ver todo esto con el hipotiroidismo.

El dominio de estrógeno incita al hígado a producir altos niveles de una proteína de nombre globulina fijadora de tiroxina (TBG), que sintetiza la hormona tiroidea en la sangre, evitando que la utilicen las células del cuerpo.

Imagine que se dirige a la puerta de su casa y, justo en el momento en que toma las llaves del bolsillo del pantalón, alguien lo ataca y lo ata de manos y de pies. ¿Cree que podrá sacar la llave y abrir la puerta? Cuando la TBG se encuentra con hormonas tiroideas circulando por su sangre, se le adhiere, atrapándola e impidiendo que entre a las células para regular su metabolismo. Puede ser que cuente con niveles normales de hormona tiroidea en la sangre, pero las células no las asimilarán de forma adecuada. El resultado: hipotiroidismo. Toda mujer, sin excepción, desarrollará dominio de estrógeno y padecerá los síntomas y señales del hipotiroidismo en algún grado durante su vida menstrual.

Los problemas femeninos se agravan por el hecho de que las pastillas anticonceptivas y los suplementos de estrógeno postmeno-pausia desequilibrados por la progesterona empeoran el dominio de estrógeno, aumentando así los niveles de TBG y los síntomas del hipotiroidismo.

Por el contrario, la testosterona u hormona masculina, no afecta a la TBG y de hecho estimula la conversión de hormona tiroidea inactiva T4 a su versión activa, T3. Por eso es fácil saber por qué las mujeres padecen hipotiroidismo con mayor frecuencia que los hombres.

HISTERECTOMÍA

Durante mi internado en el área de cirugía me familiaricé con el lema: «si se puede operar, se puede curar». Con demasiada frecuencia, los médicos eligen retirar el órgano afectado en lugar de buscar la causa de su mal. Las histerectomías suelen ser parte de esta equivocada mentalidad quirúrgica. El doctor Broda Barnes fue uno de los primeros en decir que los problemas con la tiroides pueden resultar en histerectomías innecesarias. Barnes fue un pionero en el campo de la investigación y tratamiento de la tiroides; descubrió que el tratamiento a base de tiroides desecada en las pacientes con hipotiroiditis resultó en una reducción del número de histerectomías innecesarias, pero además reguló tumores fibrosos y eliminó quistes en los ovarios y el sangrado menstrual abundante. Así que, antes de tomar medidas drásticas, ¿por qué no considerar el problema del hipotiroidismo y tratarlo de forma apropiada?

Claro que, una vez que las mujeres se someten a una histerectomía y les remueven los ovarios, comienzan con una terapia de restitución de hormonas, generalmente a base de Premarin, un estrógeno extraído de la orina de yeguas embarazadas. Gran parte del estrógeno de la yegua no es idéntico al de las mujeres, y suele administrarse sin el estrógeno necesario para equilibrarlo. Esto detona el dominio de estrógeno.

CAMBIOS DE HORMONAS SEXUALES EN HOMBRES

Como vendedor, Larry necesitaba altos niveles de resistencia física y mental. Sin embargo, en un lapso de seis años, notó un descenso en su impulso y energía. El primer doctor que consultó le recetó

Accupril, un medicamento para presión alta y, después, Lipitor para tratar su alto colesterol. Cada que surgía un nuevo síntoma, el doctor le daba otra pastilla. Esto ya había afectado su vida personal; perdió su libido y potencia sexual. Por lo último, pidió que le revisaran sus niveles de testosterona. Los exámenes revelaron que su nivel estaba en la parte baja del rango normal para un hombre de su edad, pero según el médico no era peligroso. De todas formas, le recetó Viagra para su disfunción eréctil.

Permítame tocar este punto clave. Ningún hombre sufre de disfunción eréctil porque su cuerpo carezca de Viagra. Al entrar a la pubertad, los muchachos no se despiertan y toman una pastilla de Viagra para convertirse en hombres. Los jóvenes no necesitan Viagra porque sus cuerpos están llenos de testosterona. La principal causa de impotencia en hombres es que, al envejecer, bajan sus niveles de testosterona. Así que el nivel ideal para un hombre no es el adecuado para cualquier hombre de la misma edad, sino más bien el de uno en sus veintes.

CONVERSOR DE TIROIDES

La testosterona es esencial para convertir la hormona tiroidea inactiva en activa, T3. Al bajar los niveles de testosterona, también lo hacen los de energía y el mismo metabolismo, generando síntomas de hipotiroidismo. Con la caída de testosterona, los hombres experimentan un bajón en su iniciativa, agresividad, sentido de bienestar, confianza, empuje, dirección, decisión y capacidad analítica.[23] Todas son funciones del cerebro. Además, pierden forma y masa muscular. Y por supuesto, sufren por el descenso en su libido y potencia sexual.

Gracias a los resultados positivos reflejados en la esposa de Larry cuando fue huésped del Hotze Health & Wellness Center, Larry se decidió a hacer un cita. Restituimos sus hormonas con la hormona desecada USP y testosterona; comenzó una dieta saludable y a tomar vitaminas y suplementos minerales. Luego de un año en nuestro programa, sus triglicéridos y colesterol volvieron a la normalidad. Perdió 30 libras y la llanta alrededor de la cintura. Pero lo más importante fue que recuperó su impulso, agudeza mental, energía y fuerza física. También dejó de tomar todos los fármacos que le habían recetado. Vivía la vida al máximo y se sentía un hombre de acero.

MENOPAUSIA MASCULINA

Al igual que las mujeres, al envejecer los hombres experimentan un declive hormonal. Este descenso gradual de testosterona lleva el nombre de menopausia masculina, o andropausia. Por lo tanto, los hombres también se enfrentan a un «cambio de vida», que comparten con sus parejas.

Muchos hombres de pronto se ven con una llanta alrededor del estómago, sin iniciativa e impulso, y se dan cuenta de que su fuerza y potencia en el gimnasio, en la cama, no son las de antes. Esta etapa también es conocida como el «síndrome del gruñón». El nivel de testosterona en hombres tiende a bajar durante la edad media. A los 50 años de edad, el nivel de testosterona en los hombres es la mitad o un tercio del que gozaba en sus veintes. Esto perjudica su capacidad para utilizar hormonas tiroideas y provoca un bajón en su metabolismo, lo que resulta en aumento de peso, al que pudiera seguirle presión alta, diabetes, enfermedades del corazón, artritis degenerativa o cáncer.

Los hombres, en la edad madura, obtienen los mismos beneficios por la restitución de hormonas que las mujeres.[24] La hormona tiroidea, además de la testosterona y cortisol pueden devolverles la energía, vitalidad y entusiasmo.

HÁGASE UNA PRUEBA EN LÍNEA

Para evaluar su cuerpo y cambios de sus funciones, ingrese al sitio electrónico del Hotze Heath & Wellness Center: www.hotzehwc.com/ Test-Your-Health/Test-Your-Health-Man.aspx.

ENVEJECIMIENTO Y CAMBIOS HORMONALES DURANTE LA MADUREZ

El riesgo de contraer hipotiroidismo aumenta inevitablemente con la edad. El proceso de envejecimiento se debe al declive de las hormonas naturales en el cuerpo, como las tiroideas, suprarrenales o sexuales. El descenso acarrea efectos negativos predecibles en su salud, energía y calidad de vida. De hecho, los síntomas de hipotiroidismo se han vuelto sinónimo de síntomas de envejecimiento.

Este desequilibrio y bajón hormonal afecta negativamente a todos los órganos y células del cuerpo. Estos problemas degenerativos incluyen aumento de peso, presión alta, diabetes, enfermedades cardiacas, artritis degenerativa, cáncer, alzheimer, entre otras.

Con la edad, es importante restituir las hormonas básicas del cuerpo con hormonas naturales, bioidénticas. Recuerde que las hormonas son los mensajeros químicos que envían las glándulas más importantes, en especial la tiroides, pero también los ovarios, testículos y glándulas suprarrenales. Literalmente, estos mensajeros le ordenan a las células qué hacer y cómo operar. Cada célula del cuerpo necesita escuchar los mensajes hormonales para funcionar de forma correcta, y por eso es tan importante la restitución de hormonas desecadas USP, naturales y bioidénticas.

VÍNCULO ENTRE FATIGA SUPRARRENAL E HIPOTIROIDISMO

Las dos glándulas suprarrenales, cuyo nombre surge de su ubicación en el cuerpo (supra- significa «arriba» y renal, perteneciente a los riñones), son piezas esenciales de la respuesta de su cuerpo ante el estrés. Estos órganos piramidales, del tamaño de una nuez, se encuentran arriba de los riñones y son dos glándulas endocrinas en una: una médula interior que orquesta la respuesta inmediata al estrés, y una corteza exterior que trata con la adaptación al estrés crónico.

La principal hormona de la médula es la epinefrina, también llamada adrenalina. Esta poderosa hormona de acción breve es liberada como respuesta a las cuatro E:

- ejercicio
- emoción
- emergencia
- embarazo (vergüenza)

El flujo de adrenalina liberado en estas situaciones causa una variedad de cambios físicos dramáticos en todo el cuerpo. El corazón late con más fuerza, se dilatan las pupilas y la sangre pasa a los músculos esqueléticos, corazón y cerebro. El glucógeno del hígado se convierte en glucosa para luego usarse como energía. Podría experimentarse sudoración fría y agitarse la respiración. En resumen, el cuerpo se alista para la acción. Por eso también se le conoce como hormona de lucha o huida.

Los efectos de la adrenalina son dramáticos y fáciles de identificar, pero como la hormona no se queda en el cuerpo, también son efímeros. Por otro lado, el cortisol, la hormona producida por la corteza exterior, tiene efectos más prolongados en el cuerpo. Si la adrenalina actúa como la fusta que azuza al caballo para ir más rápido, el cortisol es como la bota del jinete, clavándose en el costado, manteniendo firme al animal, incluso cuando quiere parar.

La función principal del cortisol es impulsar la gluconeogénesis, es decir, la conversión de grasas y proteínas en azúcar (glucosa). La glucogénesis es esencial para la adaptación del cuerpo al estrés crónico, pues asegura que sus órganos vitales, especialmente el cerebro, corazón, y músculos esqueléticos, tengan la energía necesaria para soportar la carga de trabajo. Además, el cortisol ayuda a la adrenalina a estimular al sistema cardiovascular con el aumento del ritmo cardiaco y capacidad de bombeo, lo que eleva la presión arterial.

El cortisol también desinflama, y por eso la hormona y sus imitaciones se utilizan para tratar problemas inflamatorios como alergias, asma, artritis y desórdenes en la piel.

Altos niveles de cortisol, por sus efectos metabólicos, pueden resultar extremadamente peligrosos. Las personas con niveles elevados de cortisol podrían padecer azúcar en la sangre y altos niveles de insulina, además de presión alta; también podrían aumentar de peso, sobre todo alrededor del abdomen, y estar expuestos a un mayor riesgo de contraer enfermedades cardiacas. Sin embargo, el hecho de que los altos niveles de cortisol sean peligrosos, no quiere decir que un nivel bajo sea saludable. Igual que con las demás hormonas, la clave está en el equilibrio.

INADAPTACIÓN

El cortisol es básico para la vida. Los animales de laboratorio sin glándulas suprarrenales no pueden producir cortisol y se vuelven creaturas frágiles. Pueden funcionar relativamente bien si su entorno se mantiene estable; sin embargo, la más mínima variación en el ambiente —el descenso de temperatura, por ejemplo— podría significarles la muerte. Al perder las glándulas suprarrenales, pierden su capacidad de adaptación.

Los seres humanos no somos animales de laboratorio, y nuestro medio ambiente rara vez es estable. Estamos expuestos a una plétora de factores estresantes: economía, ruido, contaminación, tráfico, clima, lesiones, enfermedades, conflictos emocionales, fechas de entrega, pérdida de seres queridos, entre muchos otros. Además, acumulamos estrés al fumar, comer carbohidratos refinados, tomar café o no dormir lo suficiente. El estrés crónico, ya sea físico o psicológico, o ambos, deriva eventualmente en fatiga suprarrenal.

El hecho de que las glándulas suprarrenales no produzcan el cortisol necesario, resulta en estrés.

Como es de esperar, algunos efectos de los pobres niveles de cortisol son los opuestos a los característicos de un nivel elevado. En lugar de hiperglucemia o azúcar en la sangre, las personas con fatiga suprarrenal moderada suelen padecer hipoglucemia o bajones de azúcar. En lugar de presión alta, se les baja la presión. En lugar de sentirse agudos, tienen problemas para concentrarse. Pero el principal síntoma de la insuficiencia renal es la fatiga. Las personas con niveles adecuados de cortisol tienen suficiente energía para quemar, y aquellos con niveles bajos suelen arrastrar los pies y sentirse exhaustos.

Si sufre de fatiga suprarrenal podría ser que funcione razonablemente bien si su vida es estable, pero se desmoronaría con un poco de estrés. Seguro será más vulnerable a las infecciones y sus procesos de curación serán más lentos que aquellos con glándulas suprarrenales saludables. Podría experimentar dolores de cabeza, palpitaciones, o dolor en músculos y articulaciones. También podría desarrollar alergias (o empeorar las existentes), sensibilidad a algunos químicos, asma.

SÍNTOMAS Y SEÑALES DE FATIGA SUPRARRENAL

Si nota que los siguientes síntomas se parecen a los del hipotiroidismo, está en lo correcto. Aunque clínicamente son diferentes, la insuficiencia renal y el hipotiroidismo son problemas metabólicos que resultan en el aletargamiento de las funciones del cuerpo y la pérdida de energía. Algunas personas padecen solo uno de estos males, pero muchas sufren de ambos. Si su hipotiroidismo se agrava por culpa de la insuficiencia renal, es importante que trate también esta causa subyacente.

- fatiga crónica
- bajo azúcar en la sangre (hipoglucemia)
- baja presión arterial (hipotensión)
- mareos al levantarse
- dolor en músculos y articulaciones
- infecciones recurrentes
- alergias y asma
- ciclos menstruales irregulares
- infertilidad
- baja de libido
- dolores de cabeza
- pérdida de cabello
- piel seca
- ataques de pánico o ansiedad
- depresión
- palpitaciones cardiacas
- problemas para recuperarse del estrés
- intolerancia al frío o calor

GLÁNDULAS SUPRARRENALES Y TIROIDES: SOCIOS EN SU SALUD

Algunos pacientes con hipotiroidismo no recuperan su energía, incluso si toman hormonas tiroideas naturales desecadas. Esto me tenía confundido, hasta que supe que el Dr. Barnes usaba cortisol natural y leí el libro del doctor William McK. Jefferies, *Safe Uses of Cortisol*.[25] El doctor Jefferies descubrió que la fatiga suprarrenal suele darse junto con el hipotiroidismo y que, por la falta de un nivel adecuado de cortisol, la restitución de hormona tiroidea resultaba menos efectiva.

Lo anterior sucede porque cuando las glándulas suprarrenales están débiles, incluso la actividad normal de la tiroides es una carga. La sustitución de hormona tiroidea podría aumentar los niveles de energía de forma temporal y mejorar algunos síntomas, pero las glándulas suprarrenales se esfuerzan más, se cansan, y cancelan la producción de energía. Así que la solución no es incluir más hormonas tiroideas, sino más bien apoyar a las glándulas suprarrenales con pequeñas dosis de cortisol.

Según mi experiencia, y la de los doctores Jefferies y Barnes, una pequeña dosis de cortisol representa una enorme diferencia en los niveles de energía y bienestar general de los pacientes con hipotiroidismo. No solo aumenta los niveles de energía, eleva la temperatura corporal y mejora la resistencia a las infecciones, también ayuda al cuerpo a utilizar la hormona tiroidea.[26]

El cortisol natural es un apoyo sobre todo para pacientes con tiroiditis autoinmune[27], la causa más común de hipotiroidismo, de la que hablé anteriormente. Y como otras condiciones autoinmunes, la tiroiditis autoinmune puede darse cuando las glándulas suprarrenales se estresan, especialmente después del embarazo o durante la menopausia.

Como se especifica en el libro del doctor Jefferies, el cortisol natural reduce el nivel de anticuerpos tiroideos, aumentando así la efectividad de la hormona tiroidea.

ENVENENAMIENTO DE LA TIROIDES POR FLUORURO: DR. BARRY DURRANT-PEATFIELD

El doctor Barry Durrant-Peatfield, de nacionalidad inglesa, ha escrito bastante sobre el hipotiroidismo y su relación con el fluoruro en el agua potable. Sus textos me hicieron preguntarme si el fluoruro en el agua potable, en la mayoría de las ciudades de los Estados Unidos, podría ser una causa desconocida de hipotiroidismo.

Según la tabla periódica de los elementos, de los 118 elementos en la naturaleza, el fluoruro cae dentro del grupo de los halógenos, junto con el cloro, bromo y yodo. El fluoruro es el ion negativo del flúor. El fluoruro dentro del cuerpo es como un veneno que inhibe la actividad de las enzimas, necesarias para la producción de hormonas tiroideas. Las enzimas son proteínas especializadas que estimulan las reacciones bioquímicas de las células.

El fluoruro se encuentra en el agua de la llave, pastas de dientes, alimentos no orgánicos, pesticidas para la agricultura, productos dentales, algunas gomas de mascar, muchos productos de limpieza para el hogar y un montón de productos de uso común. Todos nuestros días lo incluyen, sobre todo si las reservas de agua de su ciudad han sido fluoradas. Para 2012, casi 70% de los estadounidenses tomaban agua fluorizada.

Fluorizar el agua de la llave fue una medida de salud pública tomada por los gobiernos municipales en 1945 para minimizar las caries en niños. Según los estudios, en algunas ciudades durante la última parte de la década de 1940 y comienzos de la siguiente, bajaron las caries de los niños que tomaban agua fluorizada. Los mismos estudios, que luego fueron desacreditados, lograron que numerosas ciudades comenzaran a fluorizar el agua. Por otro lado, algunos estudios muestran que no existe diferencia alguna entre la pérdida de dientes entre Estados Unidos y Europa occidental, en donde no se fluoriza el agua.

Sin embargo, si se toman en cuenta las alertas oficiales sobre fluoruro, no debiéramos ingerirlo. El fluoruro es un subproducto tóxico de las industrias del aluminio y fertilizantes. Ambas venden sus desechos tóxicos a las ciudades estadounidenses para que lo añadan al agua. Varios estudios establecen que el fluoruro es una neurotoxina que disminuye el coeficiente intelectual de los niños. Es un veneno, y 50% de lo que toma se queda en el cuerpo.

ALERTAS OFICIALES SOBRE FLUORURO

- La ficha de datos de seguridad (FDS), obligatoria para todos los productos peligrosos, establece las siguientes advertencias con respecto a la exposición crónica al fluoruro:

  Exposición crónica al fluoruro: la inhalación crónica y su ingestión podría causar envenenamiento (fluorosis), caracterizada por pérdida de peso, debilidad, anemia, huesos quebradizos y rigidez en las articulaciones. Los efectos podrían tardar en aparecer. La exposición crónica también podría causar daños en los pulmones. Algunos experimentos en laboratorios han producido efectos mutágenos. La exposición crónica a compuestos de fluoruro podría causar toxicidad sistémica. Algunos efectos esqueléticos podrían incluir huesos quebradizos, rigidez en las articulaciones,

decoloración dental, calcificación de los tendones y osteo-
sclerosis. Los estudios en animales han revelado el desarrollo
de tumores.

- Puede encontrar una advertencia más común en la parte posterior
de su pasta dental. Dice algo así: «Si traga una cantidad mayor a
la normal para cepillarse, busque ayuda médica o póngase en
contacto con el centro de toxicología más cercano».

FLUORURO PARA DOMINAR LA
TIROIDES HIPERACTIVA

En la década de 1930 se utilizaba fluoruro en un producto de
nombre fluoro-tirosina (o Pardinon, su nombre comercial), fabricado
por la farmacéutica alemana Bayer. El producto era utilizado para
tratar el hipotiroidismo, o tiroides hiperactiva. Envenenaba las
enzimas de la tiroides y disminuía la producción de hormonas
tiroideas. Desafortunadamente, la tiroides de algunos pacientes
resultaba tan envenenada, que las glándulas terminaban deshechas.
Demasiadas personas sufrieron la pérdida total de su función tiroidea
por culpa del tratamiento y, por consiguiente, se descontinuó ese uso
del producto; aunque siguió usándose como pesticida. Durante su
vida acumula una cierta carga tóxica de fluoruro en sus células grasas.

¿Por qué es importante? Los cambios anormales en la estructura
proteínica, causados por la exposición al fluoruro, dañan las reacciones bioquímicas normales del cuerpo, provocando que el sistema
inmunológico produzca anticuerpos para destruir a las proteínas
anormales. Lo anterior podría terminar con una reacción autoinmune
de la tiroides. Las formas comunes de tiroiditis autoinmune son la
enfermedad de Hashimoto y la de Graves, la segunda menos común
y que detona la hiperactividad de la tiroides. El envenenamiento de

la tiroides por fluoruro podría pasar a los genes y dañar los cromosomas, derivando en una variedad de problemas de salud, desde anormalidades en los recién nacidos hasta cáncer.

IMPACTO DIRECTO DEL FLUORURO EN LA TIROIDES

El fluoruro no solo tiene efectos negativos en el sistema inmunológico y detona enfermedades autoinmunes, como la tiroiditis autoinmune, también afecta de forma negativa a la tiroides al:

1. Envenenar a las enzimas de la tiroides, responsables de producir hormonas tiroideas.
2. Afectar negativamente a los receptores de hormona tiroidea en todas las células del cuerpo, evitando la recepción adecuada de las hormonas.
3. Inhibir la producción de TSH de la pituitaria.
4. Desplazar yodo, esencial para producir hormonas tiroideas.

EUROPA: SIN FLUORURO, SIN PROBLEMAS

Es interesante apuntar que 34% de los estadounidenses sufren de obesidad, cifra contrastante con 8% en Italia o 9% en Francia. ¿Por qué en Estados Unidos el número es cuatro veces mayor? ¿Podría tener algo que ver con que 70% de los ciudadanos estadounidenses toman agua fluorizada? Una pista: ni Francia ni Italia fluorizan el agua.

Existe una correlación entre la fluorización del agua en los Estados Unidos y la obesidad, típica característica del hipotiroidismo. Lo anterior no necesariamente prueba su causalidad, pero cuando se comprenden los efectos negativos del fluoruro sobre la producción y función de la tiroides, pareciera ser que el fluoruro es el principal culpable.

La burocracia de la salud pública y algunas personas con buenas intenciones creyeron que podrían reducir las caries si añadían fluoruro al agua, pero nunca consideraron las consecuencias que podría tener en la salud.

CÓMO MINIMIZAR LA EXPOSICIÓN AL FLUORURO

¿Qué puede hacer para evitar la exposición al fluoruro? Estos sencillos pasos pudieran ser de gran ayuda:

- Asegúrese de tener un filtro que elimine el fluoruro del agua.
- Utilice pasta dental sin fluoruro.
- Lea las etiquetas de la comida procesada y de los productos para limpieza del hogar.
- Tome yodo para reemplazar al fluoruro y expulsarlo del cuerpo. El iodoral contiene yodo y yoduro de potasio.

DEFICIENCIA DE YODO

La deficiencia de yodo podría provocar hipotiroidismo. La tiroides necesita de casi todo el yodo que consuma el cuerpo para poder generar hormonas tiroideas, esenciales para el funcionamiento de las otras glándulas endocrinas productoras de hormonas. En el libro, *Iodine, Why You Need It, Why You Can't Live Without It*, del doctor David Brownstein, el autor habla de la importancia del yodo para una función tiroidea normal, además de lo necesario que es para un sistema inmunológico saludable, pues contiene propiedades antivirales, anticáncer y antibacteriales.[28] La deficiencia de yodo ha alcanzado niveles epidémicos alrededor del mundo.

En el libro, el doctor Brownstein relata que él tomaba Armour Thyroid para su hipotiroidismo. Midió sus niveles de yodo y descubrió que eran demasiado bajos. Luego de tres meses de tomar suplementos de yodo, restauró los niveles adecuados y al mismo tiempo experimentó un aumento en sus niveles de energía. Fue entonces cuando comenzó a estudiar a sus pacientes y descubrió que 90% padecía deficiencia de yodo. Les sugirió tratar esta deficiencia junto con los problemas de la tiroides. Llevamos años recomendándole esto a nuestros pacientes y hemos obtenido resultados positivos.

Recuerde que cada molécula de hormona tiroidea contiene tres o cuatro átomos de yodo. Las hormonas tiroideas reciben el nombre de T3 y T4, respectivamente. Si no incluye el suficiente yodo en su dieta, la tiroides no podrá sintetizar la cantidad adecuada de hormonas tiroideas.

SEÑALES DE DEFICIENCIA DE YODO

El hipotiroidismo por deficiencia de yodo podría caracterizarse por una tiroides engrandecida o bocio. Por lo general, los exámenes de sangre arrojarán altos niveles de TSH y bajos niveles de T4, señal de que la pituitaria funciona con normalidad, pero la tiroides no responde a sus llamados. Este tipo de hipotiroidismo es poco común en los Estados Unidos gracias a la disponibilidad de yodo y al consumo común de sal yodada.

Sin embargo, todavía existen varias regiones en el mundo en donde se registran casos de bocio.[29] En septiembre de 2008 se publicó un informe al respecto, debido a que la deficiencia de yodo sigue siendo un problema de salud mundial y merece el seguimiento de la Organización Mundial de la Salud (OMS) y del Fondo de las Naciones Unidas para la Infancia (UNICEF).[30]

Los datos revelan que 31.5% de los niños en edad escolar (266 millones) alrededor del mundo no toman yodo suficiente. En el público en general, el número asciende a dos mil millones. La deficiencia de yodo es un problema de salud pública en 47 países.

Aunque es fácil identificar y atender la deficiencia de yodo, pocas personas conocen su importancia para una buena salud.

HERENCIA E HIPOTIROIDISMO TIPO 2

En su libro, *Hypothyroidism Type 2, the Epidemic,* el doctor Mark Starr, documenta el aumento de casos de personas con baja función tiroidea hereditaria. Las siguientes descripciones diferenciadoras de hipotiroidismo de los tipos 1 y 2 se publicaron con su autorización.[31]

HIPOTIROIDISMO TIPO 1

La incapacidad de la tiroides para producir las cantidades suficientes de hormonas tiroideas para mantener niveles normales de estas hormonas y de las hormonas estimulantes TSH producidas por la pituitaria. La prueba de TSH es la estándar, la que utilizan los médicos para detectar hipotiroidismo. Se piensa que alrededor de 7% de los estadounidenses padecen hipotiroidismo tipo 1.

HIPOTIROIDISMO TIPO 2

La resistencia periférica a las hormonas tiroideas a nivel celular no se da por la falta de hormonas tiroideas adecuadas. La cantidad normal de hormonas tiroideas y hormonas tiroideas estimulantes (TSH) se detecta en los exámenes de sangre; por lo tanto, los mismos exámenes no detectan el hipotiroidismo tipo 2, pues suele ser hereditario. Sin embargo, las toxinas ambientales pueden provocar o agravar el problema. La medicina convencional todavía no reconoce la presencia del hipotiroidismo tipo 2, pero ya se encuentra de forma epidémica.

Los síntomas de los tipos 1 y 2 son los mismos, aunque sus causas son diferentes. Según Starr, el hipotiroidismo tipo 2 es heredado de alguno de los padres. La enfermedad ha aumentado en los niños hoy en día, y no existen pruebas de sangre para detectarlo.

Como lo hacemos en el Hotze Health & Wellness Center, el doctor Starr propone que el hipotiroidismo puede diagnosticarse con la revisión del historial médico de la familia y del mismo paciente, mediante exámenes físicos y la temperatura corporal. También podrían ser útiles las pruebas de laboratorio para encontrar anticuerpos para la tiroides.

REMOCIÓN QUIRÚRGICA O DESTRUCCIÓN POR RADIACIÓN DE LA TIROIDES

En la enfermedad de Graves, la tiroides se vuelve hiperactiva y produce demasiadas hormonas tiroideas, aumentando con eso el ritmo del metabolismo. La tiroides suele engrandecerse. Una mayor cantidad de hormonas tiroideas en la sangre acelera el ritmo cardiaco, debilita los músculos, interrumpe el sueño, genera irritabilidad, sensibilidad al calor, y todos son síntomas de hipertiroidismo. Los médicos podrían valerse de los siguientes remedios:

- ablación radioactiva de yodo para destruir la tiroides y eliminar la producción de hormonas tiroideas.
- remoción quirúrgica de la tiroides (tiroidectomía).
- medicamentos para bloquear la producción de hormona tiroidea.

Tanto la ablación radioactiva como la tiroidectomía causan hipotiroidismo, una condición que la mayoría de los médicos tratan con Synthroid. Para muchas personas esto trae consigo varios años de mala salud y una variedad de fármacos para tratar los síntomas. Pero esta causa de hipotiroidismo podría remediarse fácilmente con suplementos de hormona tiroidea natural desecada.

LEVADURA: OTRA POSIBLE CAUSA DE HIPOTIROIDISMO

Como se dijo, los antibióticos eliminan todas las bacterias del tracto intestinal, las buenas y las malas. Además, el consumo de cloro, fluoruro y medicamentos antiinflamatorios no esteroideos como aspirinas o ibuprofeno, dañan al sistema digestivo. Si combina estas sustancias con una dieta llena de azúcares y carbohidratos simples, podría detonar la proliferación de levadura en los intestinos.

La levadura libera químicos neurotóxicos dentro del torrente sanguíneo que podrían dañar el hipotálamo y alterar la producción de la tiroides.[32] La levadura también podría aumentar el riesgo de tiroiditis autoinmune con el síndrome de intestino permeable, que permite que las moléculas de comida, subproductos bacteriales y otros químicos tóxicos se cuelen en la sangre, desatando una reacción anormal del sistema inmunológico.

En nuestro centro hemos visto cómo mejoran los pacientes con hipotiroidismo luego de cambiar sus hábitos alimenticios. Nuestro programa de alimentación sin levadura promueve el consumo de carnes frescas, sin grasa, verduras, frutas, nueces, durante un mes, y a veces un poco más. Además se eliminan los azúcares, productos con azúcar y carbohidratos simples como pan, pizza, pasta, papas y arroz. Este periodo de alimentación saludable permite que el tracto digestivo elimine la levadura dañina y las toxinas que produce. Se recetan dos medicamentos para matar la levadura: Nystatin y flu-conazol. También restituimos las bacterias positivas con probióticos como lactobacilus acidophilus.

UNA EPIDEMIA EN CRECIMIENTO

El hipotiroidismo no diagnosticado es una epidemia en los Estados Unidos. Es fácil cambiar la situación, pero son pocos los médicos dispuestos a cuestionar el status quo de las pruebas de sangre para detectar TSH en lugar de escuchar las quejas del paciente y atender a sus señales físicas al momento de emitir un diagnóstico. Y son todavía menos los doctores dispuestos a tratar a sus pacientes con hormonas tiroideas desecadas de la USP.

USP son las siglas en inglés de la Convención de Farmacopea de los Estados Unidos, una organización sin fines de lucro que fija los estándares de la identidad, fuerza, calidad y pureza de los medi-camentos, ingredientes en los alimentos y suplementos dietéticos fabricados, distribuidos y consumidos alrededor del mundo. La FDA vigila que se cumplan los estándares de la USP dentro de los Estados Unidos, pero son los mismos para más de 140 países. La hormona desecada de la USP es un producto aprobado por la FDA, estan-darizado porque lleva las siglas de la USP.

En el Hotze Health & Wellness Center lideramos una revolución de bienestar y mantenemos la meta de hacerle saber a cada estadoun-idense sobre la insidiosa condición conocida como hipotiroidismo. Queremos que las personas tengan la oportunidad de recuperar su salud, primero detectando la enfermedad y luego tratándola con hormonas tiroideas naturales desecadas de la USP. El costo es bajo, tomando en cuenta que sus beneficios pueden llegar a cambiar sus vidas. ¿Cuál es el valor de recuperar su salud, transformar su vida y cambiar su mundo, de forma natural?

Mixedema grave, antes y después del tratamiento

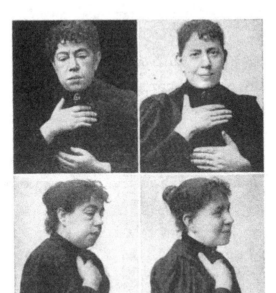

Fuente: Herthoghe, E. Medical Record, septiembre 1914, Vol. 86, número 12, 489-505.

RESUMEN

1. Las glándulas hormonales saludables y las hormonas que producen necesitan trabajar en armonía y equilibrio para lograr un estado óptimo de salud.

2. Existe una correlación directa entre los niveles de cortisol y la salud de la tiroides.

3. El hipotiroidismo puede ser causado por ataques autoinmunes propiciados por inflamación crónica.

4. Entre los factores que pudieran detonar o agravar la inflamación y la tiroiditis autoinmune se incluyen el gluten en la dieta, antibióticos, síndrome del intestino permeable y proliferación de levadura.

5. El estado ideal de la tiroides de las mujeres también depende del equilibrio entre los niveles de estrógeno y progesterona.

6. Ambos sexos pueden sufrir por hipotiroidismo, aunque las mujeres lo padecen seis veces más que los hombres.

7. La fatiga suprarrenal podría contribuir al desarrollo de hipotiroidismo, además de que comparte varios de sus síntomas y señales.

8. La sobreexposición al fluoruro podría ser una de las principales causas de la existencia del hipotiroidismo en los Estados Unidos.

9. Si busca mayor información, póngase en contacto con nosotros en www.hotzehwc.com/ThyroidHormoneConnection.

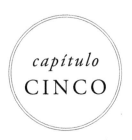

capítulo
CINCO

HIPOTIROIDISMO Y ENFERMEDADES CARDIACAS

quel fue un sábado de locos en la sala de emergencias. Seguro había luna llena. Lo había visto todo: desde gargantas inflamadas, hasta mordidas de víbora y cualquier cosa entre ambas. De pronto, una enfermera atravesó de golpe las puertas de la habitación número 3 mientras examinaba a un joven para determinar una posible apendicitis. Gritó: «¡Doctor, acaba de entrar una ambulancia y parece que traen a otro infartado!»

«Llévelo a la habitación de paros cardiacos, voy para allá», le dije. En medio de un mar de actividad, los médicos entraron con un hombre sobre una silla de ruedas, pálido, de alrededor de cincuenta años, calvo y vistiendo una camisa de golf de color verde, con una máscara de oxígeno sobre el rostro. Lo pasaron de la camilla a la mesa de reconocimiento. Inmediatamente después, las enfermeras le insertaron una intravenosa en cada brazo, mientras que una tercera conectó al paciente a un monitor de ritmo cardiaco.

Tenía la frente empapada en sudor y se le veía aterrorizado, desesperado. «Doctor, ¿puede hacer algo? Siento que algo me aplasta el pecho».

Le pregunté si tenía historial de problemas cardiacos.

Dijo que no.

Eché un vistazo al monitor y noté que el electrocardiograma mostraba lo que suponía: el hombre estaba sufriendo un infarto. Ordené que le suministraran dos gramos de sulfato de magnesio IV.

Ya enfrascado en la batalla, le dije a una enfermera que le inyectara una dosis de morfina. Con suerte el magnesio regularía su ritmo cardiaco y evitaría la desfibrilación. Pero justo cuando lo pensé, ya estaba pidiendo los electrodos a gritos.

El hombre había desarrollado una taquicardia ventricular y le urgía la terapia de choques para seguir con vida. Grité de nuevo: «¡Háganse hacia atrás!»

Al momento que puse los electrodos sobre su pecho, presioné los botones y ¡zas! Podíamos escuchar el crepitar de la electricidad en toda la habitación. El electrocardiograma se regularizó por un momento, pero retomó el ritmo anormal apenas unos segundos después.

«¡Cárguenlo de nuevo. Háganse hacia atrás!»

De nuevo, coloqué los electrodos sobre su pecho, la corriente eléctrica llegó hasta su corazón. En silencio, le supliqué a Dios; le pedí que salvara la vida de aquel hombre, que me ayudara.

Esta vez se mantuvo el ritmo estable en el electrocardiograma. Le di gracias a Dios. El magnesio surtió efecto y calmó las áreas dañadas del corazón, de tal forma que ya no enviaran las pulsaciones eléctricas anormales, que habían provocado los latidos irregulares.

Eran los años ochenta, y aquello era todo lo que podíamos ofrecerle a una persona con un ataque al corazón. Si eso hubiese pasado hoy, le habríamos suministrado medicamentos vía intravenosa para aligerar la sangre y fármacos para controlar y regular el ritmo cardiaco.

El cardiólogo de guardia iba rumbo al hospital. El paciente tendría que quedarse en la sala de emergencias hasta estabilizarse, para luego ser transferido al laboratorio de cateterismo para someterse a una angioplastia e intentar abrir la arteria coronaria bloqueada. Se habían restablecido su pulso y presión arterial, y menguado el dolor en el pecho. Tuvo suerte. Si el ritmo cardiaco anormal hubiera comenzado en su casa, antes de la llegada de los paramédicos, se habría incluido en las estadísticas de muertes súbitas. Cuarenta y siete por ciento de las muertes por problemas del corazón ocurren antes de que llegue la ayuda médica.

Afuera de la sala, la esposa del paciente esperaba inquieta alguna noticia sobre el estado de su marido. Frunció el entrecejo y se le humedecieron los ojos. Temblaba. ¿Se pondrá bien?, preguntó.

Para darle ánimos, le dije: «Las cosas van mejorando; sufrió un infarto, pero ya está con el cardiólogo. De ahí pasará al laboratorio de cateterismo y confío en que podremos abrirle la arteria y arreglar el problema.»

Suspiró.

UNA HISTORIA CONOCIDA

Esta historia se repite todos los días en los Estados Unidos. Los ataques al corazón, causados por el bloqueo de las arterias, son la principal causa de muerte en el país, tanto en hombres como en mujeres. De hecho, este año morirán unas 750,000 personas por enfermedades cardiovasculares, incluyendo hipertensión, infarto cerebral, ataques al corazón después de una enfermedad de las arterias coronarias, aterosclerosis de otros vasos sanguíneos y enfermedades del corazón. Más de 400,000 de estos individuos fallecerán por ataques al corazón provocados por la enfermedad de las arterias coronarias.[33] Seguro conoce a alguien que haya muerto sorpresivamente de un ataque al corazón. Es la pesadilla silenciosa de cualquier hombre maduro, y con toda razón, pues el primer síntoma de algún problema en el corazón es un infarto.

Cada año, 1.2 millones de estadounidenses sufren ataques al corazón, ya sea por primera vez o sea algo recurrente; además, anualmente se registran seis millones de hospitalizaciones por enfermedades cardiovasculares. En 2010, el costo por salud, medicinas y baja productividad por enfermedades cardiovasculares ascendió a $503.2 mil millones.

HIPOTIROIDISMO Y ATAQUES AL CORAZÓN

Si le pregunta a cualquier persona por la causa de los ataques al corazón, seguramente escuchará las siguientes respuestas: mala dieta, colesterol elevado, presión alta, ácidos grasos transgénicos incluidos en la margarina, herencia o tabaquismo. Aunque es cierto que las anteriores juegan un papel importante en el desarrollo de la enfermedad de arteria coronaria, la principal causa —y la menos conocida- es el hipotiroidismo.[34] Si esto le sorprende, veamos cómo es que las enfermedades cardiovasculares llegaron a ser las asesinas número de uno de los estadounidenses.

UN VISTAZO AL PASADO: LA ÉPOCA DE LAS ENFERMEDADES INFECCIOSAS

Desde siempre, el hombre ha batallado con las enfermedades que buscan borrarlo de la faz de la tierra. La Peste Negra eliminó una buena parte de Europa durante el medioevo. La viruela mataba niños a muy temprana edad, hasta que en 1796, Edward Jenner, un médico inglés, creó la vacuna contra la enfermedad. Las enfermedades infecciosas siguieron siendo la principal causa de muerte en el mundo occidental, hasta la llegada de los antibióticos durante la Segunda Guerra Mundial. Las más fatales enfermedades infecciosas fueron la tuberculosis y la neumonía, y cobraron la vida de grandes porciones de la población.

La tuberculosis destruye los pulmones. Se estima que más de un tercio de la población mundial padece TB, cuya forma activa mata a 50% de las víctimas que no reciben tratamiento alguno. Noventa por ciento de las personas contagiadas padecen infecciones latentes y no muestran ningún síntoma. La tuberculosis se ganó el mote de «Capitán Muerte» por haberse convertido en la primera enfermedad infecciosa mortal entre 1850 y 1950.

Las medidas de salud pública tomadas a principios del siglo XX ayudaron a reducir la tuberculosis y otras enfermedades infecciosas en la civilización occidental. Sin embargo, no fue sino hasta que el doctor Edward Fleming descubrió la penicilina y se comercializó en 1944, y el desarrollo de medicamentos para combatir la tuberculosis, que se pudo vencer a la neumonía, tuberculosis y otras enfermedades infecciosas y mortales. Pero la enfermedad de la arteria coronaria impulsó a los ataques al corazón como principales emisarios de la Muerte en la década de 1950.[35]

A mediados del siglo veinte cambiaron los patrones de mortalidad, no solo en los Estados Unidos, sino también en otros países desarrollados; y no fue gracias a los cambios en el ambiente, hábitos alimenticios o tabaquismo, sino por la llegada de los antibióticos. Para ese entonces, la gente que hubiera muerto a manos de la tuberculosis o neumonía, caía por ataques al corazón.[36]

LOS ATAQUES AL CORAZÓN
TOMAN LA DELANTERA

Los ataques al corazón eran poco comunes antes de la década de 1920. La angina de pecho es el dolor provocado cuando la arteria coronaria limita el flujo de sangre hacia el corazón, y fue un médico inglés, William Heberden el primero en identificarla, en 1768.[37] Aunque Heberden no estaba seguro sobre su causa. En su libro de texto, *Diseases of the Heart*, publicado en 1913, el insigne cardiólogo escocés Sir James McKenzie, dedicó apenas 15 páginas a la angina de pecho.[38] McKenzie atribuyó el problema a la fatiga del corazón, y no menciona que en los casos de muerte en los que el paciente sufría de angina de pecho, las autopsias solían revelar placas y calcificación en las arterias coronarias. Ni la enfermedad de la arteria coronaria ni los ataques al corazón vuelven a aparecer en el libro.

El fallo congestivo cardiaco, una condición que impide la circulación de la cantidad de sangre necesaria para que el paciente lleve a cabo su vida con normalidad, resultó ser la principal causa de muerte por paro cardiaco hasta 1950.

IMAGEN DE LA MORTALIDAD

Si piensa en cómo los antibióticos cambiaron la naturaleza de las muertes en los Estados Unidos, considere que: en 1900, la esperanza de vida en el país era de 47 años, y la principal causa de muerte eran las enfermedades infecciosas. Para 1950, la esperanza de vida había subido a los 68 años, y la principal causa de muerte eran los ataques al corazón por enfermedad de la arteria coronaria, es decir, el bloqueo de las arterias del corazón. Las enfermedades infecciosas iban de salida.

En los primeros años del siglo XX se consideraba que las muertes por ataques al corazón eran provocadas por angina de pecho. Después, los conceptos de trombosis coronaria o enfermedad de las arterias coronarias, fueron la forma popular para describir la misma situación. El número de muertes provocadas por la enfermedad de arterias coronarias aumentó dramáticamente entre 1920 y 1960. Los médicos y autoridades de salud pública estudiaron los casos y concluyeron que existían varias causas para este fenómeno: dieta, colesterol alto, alta presión arterial, ácidos grasos transgénicos incluidos en la margarina, herencia y tabaquismo.

ENFERMEDAD ANTIGUA

El doctor Broda Barnes, luego de estudiar los registros de más de 70,000 autopsias realizadas entre 1930 y 1970, en Graz, Austria, demostró que la enfermedad de arterias coronarias no era nueva.[39] La habían padecido todas las personas fallecidas por tuberculosis, la principal causa de muerte en Europa en aquel entonces. Con la llegada de los antibióticos, los pacientes con tuberculosis alargaban su tiempo de vida lo suficiente como para luego fallecer por culpa de un mal que ya padecían, la enfermedad de arterias coronarias.

En 1951, el doctor J.N. Morris reportó hallazgos similares dentro de su revisión de autopsias en el London Hospital, en Inglaterra. Aunque las muertes por enfermedad de arterias coronarias aumentaron sietes veces entre 1907 y 1944, los hallazgos de arterias coronarias dañadas cayeron ligeramente durante el mismo periodo. Las medidas de salud pública establecidas durante la primera mitad del siglo XIX ayudaron a reducir la incidencia de enfermedades infecciosas antes del descubrimiento de los antibióticos, pero aumentó el número de muertes por la ya existente enfermedad de arterias coronarias. El doctor Morris no encontró la relación entre las enfermedades infecciosas y la enfermedad de arterias coronarias.

En 1985, el patólogo Rodney Finlayson publicó su estudio sobre los registros de las autopsias realizadas entre 1868 y 1982 en el St. Bartholomew Hospital, en Londres, Inglaterra. Los registros confirmaron los descubrimientos hechos por el doctor Morris, 24 años atrás: las muertes por enfermedad de arterias coronarias aumentaron rápidamente entre 1910 y 1950, pero la prevalencia de la enfermedad fue la misma desde el cambio de siglo.

El estudio del doctor Barnes demostró con claridad que el alza en la tasa de muertes provocadas por ataques al corazón entre 1930 y 1970 fue resultado del descenso en la tasa de muertes por enfermedades infecciosas que –como vimos en el Capítulo 2– fueron el azote de las personas con hipotiroidismo. De todas formas, la medicina convencional no cambio su postura. La explicación común para el aumento en enfermedades cardiacas fue que la gente consumía demasiadas grasas animales, elevándoles los niveles de colesterol; padecía de hipertensión; fumaba; entre otras.

INFECCIÓN, INFLAMACIÓN Y VITAMINA C

No importa cuál haya sido la esperanza de vida, siempre existieron personas que vivieron mucho más de lo esperado, que no contrajeron enfermedades infecciosas ni desarrollaron enfermedad de arterias coronarias. Queda claro que aquellas personas tenían una mayor resistencia a las infecciones y no desarrollaron la enfermedad de arterias coronarias tan fácilmente. ¿Por qué? ¿Será porque la producción de hormonas tiroideas contribuye a una mayor resistencia a enfermedades infecciosas y evita la enfermedad de arterias coronarias?

Existen muchos documentos para probar que la enfermedad de arterias coronarias comienza con un proceso inflamatorio que las daña.

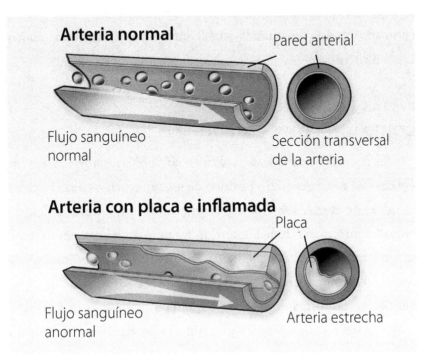

En las autopsias se han encontrado bacterias y anticuerpos en el revestimiento de los depósitos grasos de las arterias coronarias dañadas. Se ha estipulado que las infecciones bacterianas y virales causan el daño inicial a las arterias, disparando con eso el proceso curativo del cuerpo para reparar el daño. Si el cuerpo cuenta con cantidades adecuadas de vitamina C y aminoácidos L-lisina y prolina, producirá colágeno, la proteína intracelular responsable de mantener la integridad vascular y reparar el revestimiento arterial. Si la cantidad de vitamina C no es la adecuada, el cuerpo no podrá producir las cantidades correctas de colágeno para sanar las arterias. En lugar de eso, pide ayuda a un mecanismo compensatorio de curación que se vale de varios productos grasos en la sangre, como Lipoproteína A (LPA), para parchar o vendar la lesión de la arteria.[40]

Los doctores Linus Pauling y Matthias Rath experimentaron con conejillos de indias y concluyeron que la enfermedad de arterias coronarias podría ser causada sencillamente por la falta de vitamina C en el cuerpo.[41]

PISTAS PARA DAR CON LA CONEXIÓN CON LA TIROIDES

El doctor Broda Barnes explica en su libro, *Hypothyroidism: The Unexpected Illness,* el efecto positivo de los suplementos de hormonas tiroideas desecadas sobre la resistencia de sus pacientes a las enfermedades infecciosas. Él había sufrido numerosas infecciones durante su vida, hasta que se dio cuenta de que padecía de hipotiroidismo y comenzó el tratamiento de hormonas tiroideas desecadas. Su experiencia fue la misma que la mía y que la de quienes han tratado a sus pacientes con hipotiroidismo según su historial clínico, exámenes físicos, temperatura corporal. Todos descubrieron que mejoraron su resistencia a las enfermedades infecciosas.

La causa de la enfermedad de arterias coronarias puede verse opacada por las infecciones recurrentes que aquejan a las personas con hipotiroidismo.

En 1877, el doctor William Ord, cuyo trabajo mencioné en el Preludio, publicó los hallazgos de una autopsia a un paciente de 58 años que falleció con síntomas típicos de mixedema, el primer término que utilizó Ord para definir al hipotiroidismo.[42] El reporte detalló un caso grave de enfermedad de arterias coronarias. Por aquellos años, los cirujanos alemanes practicaban tiroidectomías, es decir, la remoción quirúrgica de la tiroides, en pacientes con casos graves de bocio. Como también se dijo en el Preludio, en cuestión de meses, los mismos pacientes desarrollaban mixedema y fallecían. Pero sus autopsias también revelaban casos graves de enfermedad de arterias coronarias. Desde aquel entonces y hasta el día de hoy se han hecho varios estudios y se han escrito artículos médicos sobre el tema de la relación entre el hipotiroidismo y la enfermedad de arterias coronarias.

Las personas con hipotiroidismo han exhibido problemas de presión alta y elevados niveles de colesterol.[43] Pero también presentan otros factores de riesgo para el desarrollo de la enfermedad de arterias coronarias, como homocisteína y proteína C reactiva. El hipotiroidismo disminuye la capacidad del corazón para contraerse de forma correcta y, por ende, baja el ritmo cardiaco, lo que conlleva a la insuficiencia cardiaca congestiva.

Algunos estudios han demostrado el beneficio de las hormonas tiroideas en pacientes con hipotiroidismo o angina de pecho. La angina de pecho mejoró en 90% de los casos y redujo la tasa de muerte.

ESTUDIO DEL DOCTOR BRODA BARNES SOBRE HIPOTIROIDISMO Y ENFERMEDADES DEL CORAZÓN

El doctor Barnes fue un científico brillante. En 1950, uno de sus amigos sufrió un infarto, así que se puso a buscar pistas en su historial médico. Descubrió que su amigo mostró síntomas de hipotiroidismo durante años, sin recibir tratamiento. ¿Pudo esto haber influido en su ataque al corazón?

El doctor Barnes sabía de la relación entre el hipotiroidismo y los altos niveles de colesterol y también que sus pacientes que trataban su problema de hipotiroidismo prácticamente no sufrían ataques al corazón, a pesar del aumento en la tasa de infartos en el país.

A partir de su observación comenzó con un estudio de 20 años sobre la relación entre la hormona tiroidea desecada y la reducción en el riesgo de ataques al corazón. Tuvo la suerte de comparar la tasa de infartos de sus pacientes con la de un estudio reconocido: *La epidemiología de las enfermedades del corazón*, mejor conocido como el Estudio Framingham,[44] iniciado en 1949 y que sigue vigente, patrocinado por el Insituto Nacional del Corazón. Para el estudio se tomaron a cinco mil residentes de Framingham, Massachusetts, para monitorear su estado de salud por el resto de sus vidas y desentrañar las causas de los ataques al corazón. Cada persona se somete a exámenes médicos anuales y exámenes de sangre. También se documenta su dieta, índice de tabaquismo y estilo de vida. Sin embargo, ninguno de los pacientes recibió suplementos de hormona tiroidea.

En 1970, el doctor Barnes suministró hormonas tiroideas naturales a 1,569 pacientes, para luego darles seguimiento durante 8,824 horas paciente. Los dividió por edad, sexo, niveles de colesterol y presión arterial y los comparó con pacientes con las mismas características pero del estudio de Framingham. Según las estadísticas del estudio de Framingham, 72 pacientes del doctor Barnes debieron haber muerto víctimas de ataques al corazón. Sin embargo, solo fallecieron cuatro. La tasa de muerte por ataques al corazón se redujo 95% en pacientes que tomaron hormona tiroidea natural desecada. Fue un gran hallazgo.

Un médico de Maine, el doctor James C. Wren, publicó un estudio parecido en el Diario de la Sociedad de Geriatría, en 1971.[45] Su estudio de cinco años incluyó a 347 pacientes con enfermedad de arterias coronarias. De ellos, a solo 9% se les detectó hipotiroidismo por pruebas de laboratorio. Los 347 pacientes tomaron hormonas tiroideas desecadas en dosis fisiológicas. Veintidós por ciento de los pacientes redujeron sus niveles de colesterol. La tasa de mortalidad bajó 42% con respecto a la tasa esperada.

> *La tasa de muerte por ataques al corazón se redujo 95% en pacientes que tomaron hormona tiroidea natural desecada. Fue un gran hallazgo.*

EL ENGAÑO DEL COLESTEROL

El colesterol elevado es una de las características más comunes del hipotiroidismo y se considera un factor de riesgo para el desarrollo de la enfermedad de arterias coronarias. En un estudio reciente publicado en el Diario Europeo de Endocrinología, conocido como el Estudio HUNT,[46] se reveló que las personas aumentan su nivel de colesterol incluso con niveles normales de hormona tiroidea estimulante (TSH).[47] Ya en 1934, el doctor Lewis M. Hurxthal, un patólogo de la Lahey Clinic, afincado en Boston, reconoció la relación entre hipotiroidismo y altos niveles de colesterol.[48] Fue tan notorio, que el doctor Hurxthal consideró que su presencia era un claro indicador de hipotiroidismo y, de no encontrar otra causa, debería tratarse al paciente con hormonas tiroideas desecadas.

El doctor Barnes publicó un estudio en agosto de 1959, en el diario médico inglés Lancet,[49] en donde explicaba que atendió a 80 pacientes con niveles de colesterol por arriba de 200 con hormona tiroidea desecada. Todos redujeron su colesterol.

En su monografía, *Thyroid Function and Its Possible Role in Vascular Degeneration*, el profesor William B. Kountz expuso la relación de causa y efecto entre el hipotiroidismo y la enfermedad de arterias coronarias.[50] Su estudió demostró la efectividad de las hormonas tiroideas desecadas al incrementar la esperanza de vida de quienes la tomaban, en comparación con los individuos de un grupo de control.

Los doctores suelen recomendarle a sus pacientes con un elevado riesgo de sufrir ataques al corazón que tomen una aspirina diaria, medicamentos para reducir el colesterol como Lipitor, y beta-bloqueadores para la presión arterial. ¿Por qué mejor no tomar hormona tiroidea natural desecada todos los días? Este suplemento reduce el colesterol y la tasa de muertes por infartos hasta 95%.

COLESTEROL: RENOVACIÓN CONSTANTE

No existiríamos sin el colesterol. Cada célula del cuerpo contiene enzimas preparadas especialmente para la producción de colesterol. Durante la infancia, las enzimas existen en el cerebro; los niveles de colesterol en el sistema nervioso central aumentan con el crecimiento. En la etapa adulta, las enzimas desaparecen del sistema nervioso porque las células del cerebro y la espina dorsal no se renuevan. Sin embargo, los demás tejidos del cuerpo siguen reemplazando sus células constantemente, con lo que permiten la continua producción de enzimas de colesterol.

LA AMENAZA DEL COLESTEROL: SU HISTORIA

La historia sobre cómo el colesterol se convirtió en un enemigo más de la salud comienza en 1858. El profesor Rudolph Virchow, catedrático en patología en Berlín, descubrió que cuando se rompen los tejidos, liberan enormes cantidades de colesterol.[51] Aunque sus resultados claramente mostraron que el colesterol no era la causa de la degradación, sino más bien un subproducto, los científicos siguieron culpándolo. Pero imagínelo así: si Superman aparece en el lugar de un accidente no quiere decir que él fue quien lo provocó, sino más bien que llegó a salvar el día.

Cincuenta y cinco años después, seguían confundidos. El fisiólogo ruso N. Anitschkow condujo un experimento en donde llenó a varios conejos con colesterol, dando como resultado ciertos cambios en sus arterias, similares a las de los humanos víctimas de ataques al corazón.[52] El estudio tuvo varias fallas, uno de ellos siendo que los conejos, al ser vegetarianos, no tienen la capacidad de metabolizar el colesterol. Otros científicos fueron repitiendo el experimento, pero con cantidades de colesterol poco realistas en una situación clínica. Además, el colesterol utilizado no tenía la misma forma que aquel que los animales o humanos podrían consumir, sino más bien era colesterol cristalino o yemas de huevo secadas con calor, reposadas durante dos semanas. Lo anterior es importante porque en ese punto la composición química cambia y se complica cualquier tipo de comparación con el colesterol verdadero.

Poco después del mal planeado experimento, la perspectiva epidemiológica se centró en los países con dietas bajas en grasas –y por lo tanto, bajas en colesterol– y tasas bajas de ataques al corazón. A primera vista, parecía que esos países eran más saludables y reportaban un menor número de casos de enfermedades del corazón, pero como veremos más adelante en este capítulo, pasaron por alto otro factor.

Con el paso de los años, el colesterol ha acumulado una considerable evidencia en su contra. Se ha ganado una mala reputación por culpa de varios estudios mal diseñados y estudios epidemiológicos mal interpretados. La medicina actual tiene pendiente aclarar las cosas y poco ayudan instituciones como el Programa Nacional de Educación Sobre Colesterol (NCEP, por sus siglas en inglés) que se dedican a difundir desinformación sobre el tema. El objetivo del NCEP es enseñarle a los estadounidenses y a la comunidad médica sobre los peligros de los niveles altos de colesterol. Es interesante recalcar que 88% de los miembros del consejo del NCEP reciben dinero de las compañías farmacéuticas,[53] que por supuesto, venden medicamentos para reducir el colesterol. El NCEP es responsable de bajar el estándar de los niveles «normales» de colesterol para que más estadounidenses sean candidatos a tomar medicamentos con estatinas.

FALSAS ACUSACIONES

Muchos médicos, personas involucradas en salud pública y en las industrias farmacéuticas y alimentarias han exagerado al tildar al colesterol de villano y principal causa de la ascendiente tasa de ataques al corazón. ¡No tiene sentido! Aunque es cierto que la tasa de mortalidad por ataques al corazón aumentó entre las décadas de 1920 y 1970, la enfermedad de las arterias coronarias no ha aumentado en los últimos 130 años. Esto ha sido documentado con estudios retrospectivos de autopsias que se remontan hasta 1862. A finales del siglo diecinueve y comienzos del veinte, la gente no vivía tanto como para fallecer por enfermedad de arterias coronarias, pues las enfermedades infecciosas los mataban primero.

Además, el colesterol no detona la enfermedad de arterias coronarias. Son más bien la inflamación provocada por infecciones o los químicos en el ambiente los que afectan negativamente al revestimiento de las arterias coronarias. El colesterol no es mas que el mecanismo curativo cuyo objetivo es reparar el daño arterial.

Aunque los altos niveles de colesterol podrían tener una correlación con la enfermedad de arterias coronarias, no quiere decir que sean su causa. Asegurarlo es una falacia. Una correlación es diferente a una relación de causalidad. De hecho, los resultados de las autopsias demuestran que más de 50% de las personas que fallecieron por ataques al corazón gozaban de niveles normales de colesterol en la sangre.[54] (Véase el libro de Shane Ellison, *The Hidden Truth about Cholesterol-Lowering Drugs*).[55]

Las empresas farmacéuticas y de la industria alimentaria se han apoyado en la idea de que el colesterol es peligroso para la salud para vender sus productos. Sin embargo, no es más que una estrategia de mercado. Y los médicos y el público en general se han tragado esta propaganda, han mordido el anzuelo.

EL COLESTEROL ES VITAL PARA UNA BUENA SALUD

Si le pregunta a cualquier persona si el colesterol es bueno o malo para la salud, 90% responderá con firmeza que es malo. Es la prueba fehaciente del trabajo de mercadotecnia realizado por las farmacéuticas y compañías de alimentos. Pero el colesterol es esencial para la vida[56] y el cuerpo –principalmente el hígado– fabrica 80% del que necesita.[57] El tracto digestivo esterifica y no absorbe bien el colesterol contenido en los alimentos. A continuación, algunas de las funciones importantes del colesterol dentro del cuerpo:

1. Como componente básico, pues el cuerpo produce hormonas esteroides naturales. Del colesterol derivan las hormonas suprarrenales, incluyendo la pregnenolona, DHEA y cortisol, entre otras; y las hormonas sexuales: testosterona, progesterona y estrógeno; además de la vitamina D. De hecho, el término *esteroide*, proviene de la palabra colesterol. Por lo tanto, cualquier hormona derivada del colesterol es una hormona esteroide, necesarias además para la buena salud. El peligro se encuentra en las hormonas fabricadas

por las empresas farmacéuticas. Por favor, tómese un momento para observar el montón de hormonas derivadas del colesterol.

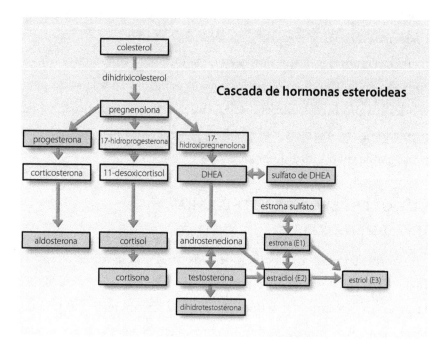

2. Los nervios dependen del colesterol, pues es necesario para la producción de la cubierta de mielina que protege los nervios, y esencial para una sana función cerebral.

3. El colesterol es un componente básico de las membranas que envuelven a las células, las integra y permite la correcta transfusión de nutrientes, hormonas y residuos dentro y fuera de las células.

4. El hígado produce bilis que se almacena en la vesícula y permite la digestión de alimentos grasos. La bilis también deriva del colesterol.

LOS PELIGROS DE LAS ESTATINAS

Las estatinas son la respuesta de las farmacéuticas a los altos niveles de colesterol, que según demostré, no provocan ataques al corazón. Lipitor, un producto de Pfizer, fue el primer fármaco que calificó como «éxito de taquilla», pues ha generado más de $80 mil millones para las arcas de la empresa desde 1997. Desde 2006, Pfizer ha invertido casi $258 millones de dólares en publicidad para Lipitor. «Ahora le confío mi corazón a Lipitor», dice el actor que promueve el medicamento en el comercial televisivo.[58] En un principio el mercado meta del medicamento eran las personas con elevados niveles de colesterol, pero ahora tratan de vendérselos a los estadounidenses saludables, jóvenes y viejos, cuyos niveles están dentro del rango aceptable. Hasta se ha sugerido darles estatinas a los niños. Otras estatinas conocidas son Crestor, Tricor y Zocor.

Varios estudios han revelado que las estatinas reducen el riesgo de ataques al corazón apenas en 2 o 3 por ciento. Por lo tanto, la probabilidad de que una persona se beneficie por tomar estatinas es de dos o tres por cada 100. Es más, las estatinas solo han probado reducir el riesgo de ataques al corazón y cerebrales en 1.4% y el peligro de muerte en aquellos sin riesgo alguno en 0.3%. Tomarlas representa un trueque entre menores niveles de colesterol y pérdida de memoria,[59] debilitamiento muscular y dolor,[60] aunado al desequilibrio hormonal y un mayor riesgo de cáncer; todo por apenas una probabilidad de dos entre cien de beneficiarse con las estatinas. A mí no me suena tan bien.

Podría decir, «Si mi doctor conociera esos números, no me recetaría estatinas». Desafortunadamente, su médico solo ve los resultados filtrados de las pruebas de medicamentos pagadas por los fabricantes del medicamento. Las farmacéuticas patrocinan 75% de las pruebas, cuyos resultados aparecen en los principales diarios médicos. Las pruebas de las estatinas son en realidad herramientas de mercado disfrazadas con el objetivo de inflar los beneficios del medicamento. Con un ligero aumento en los números, las farmacéuticas retocan los beneficios de las estatinas y entregan a doctores y pacientes confiados un producto que termina dañando la salud.[61] Seguro piensa que como son medicamentos aprobados por la FDA, son seguros y que sus beneficios superan a sus riesgos. Sin embargo, no porque la FDA apruebe un medicamento quiere decir que es seguro. De hecho, la avaricia le ha ganado la partida a la ciencia.[62]

EFECTOS SECUNDARIOS DE LAS ESTATINAS

Los medicamentos para reducir el colesterol no reducen significativamente el riesgo de ataques al corazón, así que veamos lo que de verdad sucede si le confía su salud a las estatinas.

Todos los medicamentos tienen algunas consecuencias dañinas e involuntarias. Las estatinas envenenan a la enzima acetil-Co A reductasa, necesaria para la producción de colesterol.

Considere los beneficios del colesterol discutidos anteriormente. Las estatinas socavan todos los beneficios, dando como resultado efectos secundarios que desgastan la salud de quien las consume:

1. Diminuyen la producción de hormonas sexuales y suprarrenales, con todos los efectos negativos parte del descenso hormonal y su desequilibrio.

2. El colesterol es esencial para el cerebro y las funciones nerviosas, así que cuando las estatinas disminuyen sus niveles, los pacientes suelen perder la memoria y padecer amnesia general.

3. Aumenta el riesgo de contraer cáncer o enfermedades del hígado. Por eso, si toma estatinas, el médico le pedirá que lo consulte con regularidad, para someterlo a exámenes de sangre y revisar las enzimas del hígado.

4. La coenzima Q10 (Co Q10), también conocida como ubiquinona, es esencial para la producción de energía en las células, principalmente en el hígado y corazón. El cuerpo la sintetiza de la misma forma que el colesterol. Las estatinas envenenan este proceso químico y evitan la producción de Co Q10.

5. El dolor y debilitamiento muscular son efectos secundarios comunes de las estatinas. Y ocurren por una condición conocida como rabdomiolisis, que literalmente consume los músculos. El corazón es un músculo más, así que resulta afectado. Para las personas mayores, la pérdida de memoria y el debilitamiento muscular son efectos especialmente agotadores. Estos síntomas suelen verse como señales de envejecimiento, más que como efectos secundarios de las estatinas.

6. Las estatinas también han demostrado aumentar el riesgo de cáncer, tal y como lo revela el medicamento combinado Vytorin, una mezcla de Zocor y Zetia que limita la absorción de colesterol de los intestinos. Según el estudio SEAS, aplicado a 1,873 personas, los casos de cáncer en pacientes que tomaron Vytorin duplicaron el número de aquellos que tomaron el placebo.

Todos los efectos secundarios referidos pueden aparecer con las estatinas, eso sin mencionar que el hígado tiene que trabajar más para expulsar sus químicos del cuerpo. Quizá los efectos no sean inmediatos, pero con los años, el medicamento surte un efecto cada vez más grave que deteriora el estado de salud. Si consideramos que la probabilidad de beneficiarse por el medicamento es de uno o dos de cada 100, los riesgos sí parecen superar los beneficios.

¿Cumplen las estatinas con su objetivo? Sí, pues reducen los niveles de colesterol, aunque no sea este el culpable. Mientras que los estadounidenses se preocupan por bajar su colesterol, el verdadero delincuente se cuela por la puerta trasera.

¿PODRÍA SER HIPOTIROIDISMO?

Puede ser que en su familia circulen las enfermedades del corazón, pero también podría existir otra tendencia familiar: hipotiroidismo. Es posible que sea el hipotiroidismo el culpable de que en su familia sean propensos a padecer enfermedades al corazón. Como ya vimos, antes de los antibióticos, los estadounidenses con hipotiroidismo casi nunca pasaban de la infancia. Las enfermedades infecciosas los mataban en tropel, especialmente la tuberculosis. Por su parte, el doctor Broda Barnes descubrió la relación inversa entre la tasa de ataques al corazón y tuberculosis en grupos de personas pertenecientes a ciertas regiones.

Barnes profundizó en la relación gracias a un grupo especial para su estudio: el de las autopsias de Graz. Debido a la alta tasa de mortalidad infantil en la ciudad de Graz, Austria, a finales del siglo XVIII, la emperatriz María Teresa de Austria ordenó que se realizaran autopsias por cada muerte ocurrida en dicha ciudad. Las autopsias de Graz se convirtieron en un magnífico recurso para los médicos del siglo XIX y gracias a sus hallazgos se salvaron las vidas de miles de personas.

EVIDENCIAS CONVERGENTES

Antes de comenzar a estudiar las autopsias de Graz, el doctor Barnes creía que el hipotiroidismo estaba relacionado con las enfermedades del corazón. Barnes le quitó la tiroides a conejos bebé y se dio cuenta de que su tiempo de vida se reducía a la mitad, padecían infecciones recurrentes y un acelerado daño a sus arterias. Otros médicos reportaron los mismos hallazgos luego de quitarles la tiroides a los animales de sus estudios. Todos descubrieron que, al suministrarles hormonas tiroideas, se detuvo la progresión de la aterosclerosis.

Estos hallazgos, aunados a su pasión por la investigación sobre el hipotiroidismo, inspiraron más de quince veranos del doctor Barnes en Austria, en donde estudió las autopsias de Graz. Observó que la tasa de mortalidad por enfermedad de arterias coronarias en 1970 era diez veces mayor que la de 1930. Es impresionante, pues lo esperado sería que la tasa se doblara, no que creciera diez veces.

¿Cómo podría explicarse aquello? Durante ese periodo, los medicamentos antituberculosos y antibióticos salvaron las vidas de miles de personas destinadas a morir en manos de enfermedades infecciosas. Barnes encontró la misma tendencia en estudios epidemiológicos. Las poblaciones originales, con bajos índices de enfermedades del corazón y utilizadas como paja para crecer la teoría del colesterol, registraban altos índices de muertes por tuberculosis. El doctor Barnes también encontró que la tendencia se repetía en cada pueblo: con el descenso en las tasas de muerte por tuberculosis, aumentaban las muertes por ataques al corazón.

Otros estudios probaron que la relación era correcta. El estudio de Rotterdam en 2003 demostró que el hipotiroidismo subclínico representa un factor de riesgo independiente de la aterosclerosis e infartos al miocardio en mujeres mayores.[63] La baja función tiroidea se ha relacionado con el aumento en el riesgo de enfermedades al corazón. En 2008, el estudio HUNT descubrió que las mujeres con un elevado TSH aumentaban 69% el riesgo de padecer enfermedades del corazón. Esto es acorde a la idea de que con el alza del TSH, se reduce la producción de hormonas tiroideas.

TRATAMIENTO DE HIPOTIROIDISMO Y ENFERMEDADES DEL CORAZÓN

¿Si se atiende el hipotiroidismo desciende la tasa de enfermedades del corazón? De ser así, la prueba estaría al final. El doctor Barnes quería encontrar la respuesta a esta pregunta y fue la razón fundamental para que realizara el estudio antes mencionado, en donde siguió a 1,569 pacientes que recibieron tratamiento por hipotiroidismo para un total de 8,824 horas paciente, luego de las cuales descubrió solo cuatro nuevos casos de enfermedades cardiovasculares; es decir, una reducción de 94% con respecto a la incidencia esperada.

¿Qué se esconde detrás de la relación del hipotiroidismo con las enfermedades del corazón? La principal sospechosa es la mucina, un pieza común del sistema inmunológico, existente en los tejidos y unida al material patógeno del cuerpo. Durante la mixedema, o etapa final del hipotiroidismo, caracterizada por la excesiva inflamación del cuerpo, se suelen encontrar altos niveles de mucina. Su acumulación en los tejidos provoca la inflamación.

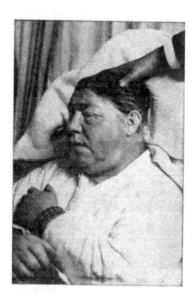

Fuente: Hertoghe, E. Medical Record, septiembre, 1914, Vol.86, número 12,489-505

Eventualmente la inflamación llega a todos los tejidos conectivos. La mucina es la responsable de la hinchazón y retención de líquidos propias del hipotiroidismo. El corazón tiene tejidos conectivos y se ve afectado por el hipotiroidismo; además, la mucina lesiona las arterias. El corazón disminuye su función con los tejidos cargados de mucina, se debilita, lacera y no bombea sangre de forma eficiente. Se ha registrado que el tratamiento de suplementos naturales de tiroides reduce el corazón engrandecido a su tamaño normal. El tratamiento de tiroides desecadas de la USP restaura los tejidos, pero si se detiene, la mucina vuelve a proliferar rápidamente.

Como sabe, la tiroides es la responsable del metabolismo del cuerpo. Un metabolismo tiroideo normal ayuda a prevenir infecciones recurrentes e inflamación crónica. La defensa natural del cuerpo contra la inflamación es la producción de antioxidantes para alejar los radicales peligrosos que generan daños por óxido. Un metabolismo lento no solo afecta la eficiencia del sistema nervioso central, de los sistemas esqueléticos y cardiovasculares, riñones y de las hormonas productoras de tejidos, sino que también afecta a la velocidad de producción de los radicales libres. Esto deja sin protección a las arterias y vasos sanguíneos, lo que causa aterosclerosis.

Mientras los estadounidenses siguen preocupados por sus niveles de colesterol y se pasan sus estatinas con gaseosas cargadas de azúcar, el asesino insospechado sigue libre, destrozando sus corazones. Me entristece pensar cuántas muertes prematuras se pudieron haber evitado con la asesoría y el tratamiento adecuados para el hipotiroidismo. Como dijo el doctor Barnes: «El primer síntoma del hipotiroidismo que podría descubrir un paciente es un ataque al corazón». Si en su familia corren los infartos, no deje que le afecten a usted o a sus otros familiares. Si padece síntomas de hipotiroidismo y una baja temperatura corporal, es crucial que le pida a su médico una muestra de hormona tiroidea natural desecada de la USP. Su corazón depende de ello.

RESUMEN

1. Las enfermedades del corazón se convirtieron en la principal causa de muerte luego de que los antibióticos redujeran la tasa de mortalidad por tuberculosis.

2. Aunque cada vez más personas viven lo suficiente como para desarrollar enfermedades del corazón, su prevalencia sigue estática desde el comienzo del siglo.

3. Existe una relación entre hipotiroidismo y altos niveles de colesterol.

4. El colesterol es esencial para la salud y desempeña importantes funciones en el cuerpo.

5. Es un error tomar medicamentos para reducir el colesterol y evitar la enfermedad de arterias coronarias.

6. La estatinas producen efectos secundarios adversos y muy pocos beneficios.

7. El tratamiento de hormonas tiroideas naturales desecadas ha demostrado disminuir el riesgo de ataques al corazón.

8. Para obtener mayor información, visite el sitio www.hotzehwc.com/CholesterolMyths.

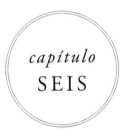

capítulo
SEIS

OBESIDAD E HIPOTIROIDISMO

C uando era niño, la obesidad era algo excepcional. Quizá cada generación tenía a su gordito, pero no eran muchos. Ahora, 50 años después, setenta y siete por ciento de los niños estadounidenses tienen sobrepeso y 17% son obesos. Nuestros niños han aumentado de peso a razón de 300% desde 1980. Y lo digo no por ser una cuestión de imagen o una preocupación por encajar en un molde determinado por la sociedad, sino porque ser obeso o tener sobrepeso es cuestión de vida o muerte, pues aumenta considerablemente el riesgo de caer ante los verdaderos asesinos en serie del país – presión alta, diabetes, enfermedades del corazón, ataques cerebrales y cáncer–. En Estados Unidos, la obesidad mata alrededor de 300,000 personas por año. Un estudio realizado entre 2001 y 2004 demostró que dos de cada tres estadounidenses tienen sobrepeso o sufren de obesidad. *Sesenta y seis por ciento de los estadounidenses tienen sobrepeso y 34% sufren de obesidad.*

EFECTOS DE LOS HÁBITOS DE NUESTRO PAÍS

El estadounidense tiene la tendencia de aumentar el tamaño de su cintura y el país en general se siente cada vez más cómodo con su gordura. La obesidad ya es parte de la cultura Pop y aparece reflejada en series de televisión como *The Biggest Loser*; queda claro que se ha vuelto un problema común. El mercado estadounidense se ha ampliado para darle cabida a nuestros enormes cuerpos; ahora son comunes los extensores para asientos de seguridad, paraguas «jumbo», percheros «extragrandes», cintas de costura con marcas de casi 250 centímetros y equipo de higiene personal especial para personas de tallas grandes. La industria médica también ha tenido que ajustarse, partiendo de cambios pequeños, como brazaletes para presión de mayor tamaño, hasta básculas que soportan casi 250 kilos de peso. Los problemas graves de obesidad nos pueden quitar 10 años de vida y son tan dañinos como la adicción al tabaco. Para satisfacer la demanda, los fabricantes de ataúdes han diversificado su línea de productos y ahora incluyen cajas grandes y «extragrandes». La enfermedad que los distinguió en vida ha llevado a los estadounidenses obesos hasta la tumba.

La obesidad es el resultado de una variedad de factores, como el estado de la tiroides, la genética, dieta, y desequilibrio hormonal. Cualquiera de ellos, combinado con el insaciable apetito estadounidense y su sedentarismo, han creado un verdadero Triángulo de las Bermudas de enfermedades, ineludible, mortal. La medicina actual ofrece la típica solución: comer menos y hacer ejercicio. Pero, ¿si esto no ayuda a alguien con sobrepeso? Muchas personas en este país sienten que podrían ejercitarse los siete días de la semana, comerse una varita de apio por cada comida y de todas formas aumentar un par de kilos. Para ellos, la única respuesta de la medicina convencional son los medicamentos o las cirugías. Es un deservicio contra quienes batallan con este problema. Ahora sabemos que la obesidad no ocurre solo por comer demasiado y por la falta de ejercicio; para muchos, el sobrepeso es producto de un metabolismo disminuido por el hipotiroidismo.

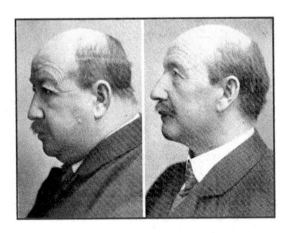

Fuente: Hertoghe, E. Medical Record, septiembre 1914, Vol. 86, número 12, 489-505.

TENSIÓN EN EL SISTEMA MÉDICO

En 2008, los costos médicos por medicamentos relacionados con la obesidad en Estados Unidos se dispararon hasta los $147 mil millones, $73 mil de esos durante la última década.[64] De seguir así, se estima que para 2018, 43% de los estadounidenses sufrirán de obesidad, lo que resultará en una factura de gastos médicos por este problema cercana a los $343 mil millones. También en 2008, los gastos médicos de la gente obesa superaron por $1,429 a los de las personas con pesos normales.

HIPOTIROIDISMO CLÍNICO Y OBESIDAD

Como se vio en capítulos anteriores, el aumento de peso y la incapacidad de perderlo son síntomas clave del hipotiroidismo. Muchas personas con hipotiroidismo tienen un metabolismo lento.

Dijimos que uno de los principales indicadores de hipotiroidismo es una baja temperatura corporal, pero veamos por qué esta señal es tan certera.

El metabolismo es un sistema que hace funcionar el cuerpo gracias a su hermoso diseño y una compleja serie de reacciones bioquímicas. Quizá recuerde que en su clase de biología se dijo que a estas reacciones bioquímicas las catalizan unas enzimas específicas.

En el Capítulo 2 se dijo que las dos principales hormonas tiroideas son la triyodotironina (T3) –que es la hormona activa– y la inactiva, tiroxina (T4). La tiroxina (T4) debe convertirse en triyodotironina (T3) para que las células puedan utilizarlas, pues cada célula incluye un receptor específico para la T3. Imagine que los receptores son la única entrada por la que la T3 alcanzará a sus células para convertirse en energía. El cuerpo también puede convertir T4 en otra hormona tiroidea, la T3 inversa (RT3), cuya única función es bloquear los receptores de T3, evitando su entrada. Por lo general, la cantidad convertida a RT3 es tan pequeña que existe la suficiente T3 flotando como para dominarla y mantener el balance a su favor. Claro, solo si el cuerpo funciona de manera normal pero, como ya establecimos, no vivimos en un mundo perfecto.

Por ejemplo, cuando el cuerpo se estresa, produce grandes cantidades de cortisol que evitan la conversión de T4 a T3 e impulsan la conversión de T4 a RT3. Como resultado, se producen pocas hormonas activas T3 y la RT3 sigue bloqueando a los receptores. También vimos cómo el dominio de estrógeno, o deficiencia de progesterona, es una de las causas de hipotiroidismo, una causa a su vez de aumento de peso y obesidad.

————————— **SABIAS PALABRAS** —————————

Obesidad: la gradación de grasa corporal excesiva suele medirse con el índice de masa corporal o IMC, una medida que refleja el peso apropiado, asociado con una determinada altura. Un IMC normal sería de 18.5 a 24.9; uno con sobrepeso sería 25 a 29.9; y uno obeso de 30 para arriba. Una persona que mida 1.80m tendría sobrepeso si pesa 77 kilos, y obesa si pesara 92 kilos. A pesar de ser una medida estándar, el IMC no es perfecto, pues no toma en cuenta la forma física o masa muscular.

LA HISTORIA DE ELLEN

Medio en broma, Ellen se describe como una profesionista de 39 años, de mente y cuerpo relativamente estables. Sin embargo, soportó una pesadilla de seis años y medio para poder decirlo.

Cuando tenía apenas 33, sintió como si alguien hubiera bajado el interruptor de su cuerpo. Comenzó a sentirse cansada y perdió su deseo sexual; sabía que aquello no era normal a su edad. Cuando llegaba a casa, después del trabajo, se preparaba algo rápido para cenar, lavaba algo de ropa y hacía el aseo para poderse irse a dormir entre las siete treinta y ocho de la noche. Para no agotarse, al poco tiempo dejó de ejercitarse y de involucrarse en actividades físicas.

Durante el siguiente año, Ellen aumentó la sorprendente cantidad de 29 kilos. Además, comenzó a sufrir problemas de memoria: por la tarde no podía recordar detalles de sus juntas de la mañana. Para compensar la pérdida, tomaba notas durante las juntas e incluso desarrolló su propia versión de taquigrafía empresarial para tratar de capturar cada palabra. Era la única forma en que podía mantenerse al corriente con sus proyectos.

EVASIVAS MÉDICAS

En su consulta anual, Ellen habló largo y tendido con su ginecólogo. De forma condescendiente, el médico le dijo que tenía que aprender a lidiar con el estrés sin recurrir a la comida, sin llenarse de pan y postres. Se quedó estupefacta. Le había compartido lo que ella supuso eran problemas válidos y terminó sintiéndose totalmente desestimada. Se dijo a si misma: «Me gusta el pan, ¡pero no tanto como para aumentar 29 kilos! Y en cuanto a los postres, si solo como pastel en los cumpleaños familiares, no creo que eso me haya hecho ganar este peso». En ese momento supo que no estaba loca, que el problema era la mala actitud del médico. Cambió de ginecólogo.

Pasó un año más y la salud de Ellen siguió empeorando. Como sabía del historial de hipotiroidismo en su familia, pidió que le repitieran una prueba de sangre para detectar la enfermedad. El nuevo doctor insistió en que los resultados de sus exámenes eran normales y que no había ningún problema con su tiroides. También le advirtió que de tanto investigar sobre hipotiroidismo y sus síntomas se estaba volviendo hipocondríaca. Al principio no hizo caso a sus palabras, pero poco a poco comenzó a dudar de si misma.

SÍNTOMAS TORTUOSOS

En esos años, Ellen decidió embarazarse, pero no pudo. Ella y su esposo visitaron a otro ginecólogo, quien también le hizo pruebas de tiroides, le dijo que todo se veía normal y le diagnosticó una depresión. Su salud siguió en picada. Desarrolló síntomas graves de síndrome premenstrual, retención de fluidos, cambios de humor y fuertes dolores de cabeza, que experimentaba durante diez días al mes. Tenía las uñas quebradizas, deformes; articulaciones rígidas y con dolor; piel seca; pechos inflamados, adoloridos. Dijo que su lengua se había inflamado tanto que se despertaba por las noches, casi ahogándose. Sentía frío con frecuencia, dormía en pijamas de franela y con una manta eléctrica durante todo el año.

Ellen consultó con un especialista en infertilidad, reconocido también como uno de los mejores endocrinólogos del país. Estaba segura de que este doctor sería quien resolviera el acertijo que representaban sus síntomas y descubriría su problema. Pero sus esperanzas se derrumbaron cuando luego de revisar los resultados de sus exámenes de sangre para determinar sus niveles de hormona tiroidea, el médico le dijo que sus números, aunque fuera por muy poco, entraban al rango «normal», que no tenía ningún problema. Y como eran pruebas de infertilidad, pidieron darle seguimiento a su temperatura corporal durante los siguientes meses, con un termómetro basal, que sirve para medir la temperatura corporal a partir de los 97 grados. Se frustró porque el termómetro nunca marcó nada. Supuso que estaba descompuesto y consiguió uno regular, con el que descubrió que su temperatura siempre estaba por debajo de los 97 grados.

SIN RESPUESTAS

Para resolver lo anterior, el médico le recetó Parlodel, un medicamento para la fertilidad que debería estimularle la ovulación. Ellen solo quería saber por qué su cuerpo no funcionaba de forma correcta. Durante los siete meses que tomó Parlodel, dos veces terminó en la sala de urgencias por dificultades para respirar y ritmo cardiaco acelerado. Me narró una de aquellas visitas: No hay nada peor que escuchar al doctor de urgencias referirse a una como la «mujer obesa» de la sala 3. Esa noche lloré hasta quedarme dormida. Estuve en la sala de urgencias hasta que me dieron de alta.

Se sentía tan impotente que varias veces al día lloraba sin motivo aparente. En casa se la pasaba llorando o dormida. Se había destrozado su confianza y dudó sobre su sanidad mental, pues supuso que su tristeza era imaginaria.

Tenía el pelo quebradizo, seco, por lo que decidió llevarlo más corto. Al hacerlo encontró varias calvas: el pelo había comenzado a caérsele a una velocidad alarmante. Además, estaba tan constipada, que podía pasar ocho días sin una sola evacuación intestinal. Su cansancio era tal, que aprovechaba la hora de comida en el trabajo para dormir.

LA CEREZA DEL PASTEL

Gracias a la insistencia de Ellen, su especialista en infertilidad accedió a regañadientes a practicarle un examen más de tiroides, aunque solo por darle gusto. Cuando el doctor la llamó para darle los resultados, la encontró en casa, pues se había tomado el día por sentirse exhausta. Le dijo que no tenía ningún problema de tiroides y le recomendó buscar ayuda psiquiátrica, pues él no podía hacer más si ella seguía insistiendo en que sus síntomas estaban relacionados con problemas de la tiroides. Sorprendentemente, le dijo que lo suyo no era fatiga, sino más bien pereza.

¡Ellen estalló! Le gritó algunas palabras por teléfono que no voy a repetir y colgó con fuerza. El doctor le había dicho que no la podía atender, además de insultarla. El diálogo la había hecho sentirse deshumanizada. Ya no tenía a dónde sujetarse, se ahogaba irremediablemente. Había tocado fondo. Había perdido lo que consideró la última oportunidad para recuperar su vida.

POR EL CAMINO CORRECTO

La mañana de febrero en que Ellen llegó al Hotze Health & Wellness Center, el doctor Sheridan la escuchó sin hacerle comentarios degradantes. En lugar de eso, le explicó que su historia era bastante parecida a la de miles de otras mujeres a las que él había ayudado. Ellen sintió que se había hecho justicia cuando se le diagnosticó hipotiroidismo. Además, descubrió el importante papel que jugaban las demás hormonas en el declive de su salud. Sabía que era la oportunidad de recuperar su vida y con gusto accedió a cumplir con las recomendaciones del tratamiento que le ofrecimos.

Para el final de la primera semana de tratamiento, Ellen sabía que las cosas iban en la dirección correcta. Al mes, sus colegas notaron la diferencia. Su jefe le dijo que por primera vez en mucho tiempo podía ver una chispa en sus ojos. Comenzó a recuperar su energía, su empuje y deseos de enfrentarse a la vida. A los ocho meses había perdido los 29 kilos adicionales y aliviado la serie de síntomas y problemas que había soportado durante seis años.

El suplemento de hormonas tiroideas no sirve para perder peso; sin embargo, si las células no tienen la suficiente cantidad, el metabolismo se vuelve lento y provoca el aumento de peso. Ellen nunca tuvo problemas con sus hábitos alimenticios, aunque para muchos estadounidenses la comida chatarra es una amenaza mortal en potencia.

FRENESÍ ALIMENTARIO

Está claro que Estados Unidos sufre problemas de alimentación. Estamos sobre alimentados y desnutridos; en los últimos 50 años ha cambiado la cantidad y calidad de la comida de los estadounidenses. Si se combina la comida rápida, repleta de calorías, y un estilo de vida ocupado, el resultado es un desastre alimenticio.

¿Quién tiene tiempo de preparar la cena y al mismo tiempo escalar puestos en su empresa y recoger a los niños del futbol? La industria de la comida rápida se ha pintado sola para sacarle provecho a la situación.

ADICCIÓN A LA COMIDA RÁPIDA

Cada día, uno de cada cuatro estadounidenses come en un restaurante de comida rápida. Y la forma en que gastamos refleja el nivel de adicción. En 2002, los estadounidenses gastaron alrededor de $110 mil millones en comida rápida. La «M» de McDonald's ya es más conocida que la cruz de Jesucristo.

PROBLEMAS CON LAS
RECOMENDACIONES OFICIALES

Seguimos una dieta rica en carbohidratos y de pocos nutrientes. Esto sucede en parte porque el Departamento de Agricultura de los Estados Unidos planteó una pirámide alimenticia defectuosa, misma que sus ciudadanos han seguido desde hace décadas.[65] No es sorpresa que los granos ocupen la mayor parte de la pirámide, si se sabe que los grupos empresariales pertenecientes a esa industria son los más agresivos e influyentes dentro del gobierno. Así que en lugar de diseñar una pirámide para cuidar la salud de los estadounidenses, se creó una para cuidar la salud financiera de los grupos de presión pertenecientes a las empresas de granos, lácteos y carnes. Como resultado, nuestro país cuenta con las bases alimentarias equivocadas para una buena salud. Luego, la FDA publicó su propuesta de porciones. Aunque los granos ya no ocupaban la mayor, el pan seguía con más de una cuarta parte. La leche sigue teniendo mucho peso, aunque casi todos los estadounidenses son alérgicos a los productos lácteos.

GRANDES PORCIONES Y ADITIVOS QUÍMICOS

Las porciones han aumentado en esta tierra de la abundancia. Tenemos que agradecerle a David Wallerstein, gerente de una cadena de salas de cine, por aumentar el tamaño de las bebidas, de los platos. Motivado por el aumento en las ventas, descubrió que la gente pagaría más por bebidas y palomitas de mayor tamaño para no tener que pararse a mitad de la película para rellenar su bebida. Así nació el concepto del «extragrande» en los alimentos. Wallerstein terminó convirtiéndose en uno de los ejecutivos de McDonald's, en donde su idea del «extragrande» encontró un hogar. La cadena de la M dorada retó a los estadounidenses a pedir todo en «extragrande», y la moda cobró fuerza en otras áreas de la industria alimentaria.

Por los mismos años, los fabricantes de alimentos comenzaron a experimentar con aditivos; establecieron algunos esenciales para sus negocios, como glutamato monosódico, jarabe de maíz de alta fructosa, aspartamo, entre otros conservadores químicos. Estos químicos eran diseñados para excitar el paladar y provocar antojos. Y tuvieron éxito: los estadounidenses querían cada vez más comida. El hígado trata a estos «alimentos» como químicos y debe expulsarlos del cuerpo. Estos químicos se acumulan en las células grasas, provocando que las personas con sobrepeso almacenen más de los aditivos químicos de dichos alimentos.

HORMONAS ADICIONALES Y OBESIDAD

Las hormonas tiroideas no son las únicas que impactan al metabolismo. Todas las hormonas del cuerpo deben trabajar en armonía, así que cualquier desequilibrio o bajón en una sola puede romper con la armonía del resto.

Como escribí antes, el dominio de estrógeno en mujeres detona la producción de proteínas en el hígado que se adhieren a las hormonas tiroideas para evitar que las células las asimilen. Además, las células grasas producen estrógeno, lo que no solo perpetúa el ciclo, sino que también aumenta el riesgo de cáncer. Es importante saber que el estrógeno no es malo por si solo, pero el desequilibrio entre estrógeno y progesterona sí representa un problema.[66] Con la edad, los niveles de progesterona de las mujeres caen más rápido que los de estrógeno, es decir, pierden su equilibrio. Esta presencia sin oposición del estrógeno es lo que aumenta el riesgo de cáncer.

El medio ambiente influye cada vez más en el dominio de estrógeno. Ya no solo encontramos hormonas en las carnes y productos lácteos que consumimos, los compuestos estrogénicos también aparecen en los productos para el hogar. Estos últimos reciben el nombre de xenoestrógenos, que son compuestos químicos que exhuman efectos estrogénicos y producen disfunciones hormonales en hombres y mujeres. Estos se filtran a los alimentos en contenedores plásticos y productos de limpieza e higiene personal.

En el caso de los hombres, la inevitable pérdida de testosterona puede derivar en la disminución del metabolismo y aumento de peso, sobre todo alrededor del estómago. ¿Se ha fijado en que muchos hombres de mediana edad parecieran llevar un salvavidas alrededor del estómago? Es culpa de la falta de testosterona. Y como hemos visto, entre más células grasas, más estrógeno produce el cuerpo. El exceso de grasa estimula el aumento en los niveles de estrógeno en los hombres.

El sobrepeso podría provocar el aumento de estrógeno en hombres y mujeres, lo que luego resulta en el crecimiento de las células grasas. Es un círculo sin fin. El exceso de grasa también provoca resistencia a la insulina y altos niveles de azúcar en la sangre, presión alta y un descenso en la actividad de la tiroides sobre las células, debido al aumento de TBG.

DIABETES Y OBESIDAD

Se estima que la obesidad se relaciona con 80% de los casos de diabetes tipo 2. Se proyecta que el número de estadounidenses con diabetes en los próximos 25 años se duplique, de 24 millones en 2009 a 48 millones en 2034. Sin embargo, la situación actual es grave, pues según los exámenes de sangre, 35% de los adultos de más de 20 años, es decir, unos 80 millones de estadounidenses, padecen prediabetes.

La diabetes es la principal culpable de daños a los riñones, enfermedades del corazón, ataques cerebrales, ceguera, y amputaciones por infecciones en piernas y pies. Según las estadísticas, la diabetes es la causa principal o secundaria de las muertes anuales de más de 600,000 personas en Estados Unidos. Esto tomando en cuenta los reportes incompletos en certificados de defunción en donde no aparece la diabetes. El gasto médico promedio de las personas con diabetes diagnosticada en 2007 fue 2.3 veces mayor que el de aquellas personas que no lo padecieron. Según las investigaciones de los Centros para Control y Prevención de las Enfermedades (CDC, por sus siglas en inglés) y la Asociación Americana para la Diabetes (ADA, por sus siglas en inglés), la diabetes le costó a Estados Unidos $174 mil millones en 2007.[67] La dieta de los estadounidenses está llena de azúcar y carbohidratos simples; el país tiene sobrepeso, pero, ¿tanto para que existan 24 millones de personas con diabetes? ¿Es que hay algún otro factor de peso en el aumento de casos de diabetes tipo 2? Echemos un vistazo.

CONEXIÓN ENTRE DOS «HIPOS»

Para que el cuerpo funcione adecuadamente necesita un cierto nivel de azúcar o glucosa, regulado por la insulina generada por el páncreas. Cuando sube el azúcar en la sangre, el páncreas libera insulina para que las células usen ese azúcar y bajen sus niveles en la sangre. Por otro lado, la falta de azúcar en la sangre lleva el nombre de hipoglicemia. Algunas causas comunes de hipoglicemia son las grandes cantidades de carbohidratos en la dieta, alergias e hipotiroidismo.[68]

En su investigación, el doctor Broda Barnes descubrió que los pacientes bajo tratamiento de tiroides son menos propensos a contraer hipoglicemia. Esto significa que de alguna forma, la hipoglicemia se relaciona con el hipotiroidismo. Además, la tiroides afecta fuertemente al hígado, provocando un bajón en los niveles de azúcar en la sangre.

Las personas con diabetes tienden a padecer problemas con la tiroides. Una razón es que cuando los anticuerpos atacan a la tiroides, aumenta el riesgo de que el sistema inmunológico ataque a alguna otra glándula endocrina. En la diabetes tipo 1, los anticuerpos atacan a las células aisladas del páncreas y se reduce la producción de insulina.

Una persona con hipotiroidismo podría correr el riesgo de padecer síndrome metabólico o resistencia a la insulina y ambas podrían resultar en diabetes tipo 2. Las investigaciones relacionan la tiroiditis autoinmune con la diabetes tipo 1.[69] Es vital que los pacientes con diabetes se sometan a revisiones periódicas de la tiroides.

El gasto médico promedio de las personas con diabetes diagnosticada en 2007 fue 2.3 veces mayor que el de aquellas personas que no lo padecieron.

PRESIÓN ALTA Y OBESIDAD

Uno de cada tres estadounidenses tiene presión alta; es decir, 74,500,000 adultos en Estados Unidos. También tienen presión alta alrededor de 69% de las personas que han padecido ya su primer infarto, 77% de quienes han sufrido su primer ataque cerebral y 74% de quienes han padecido insuficiencia cardiaca coronaria. Además, 26% de la gente obesa. ¿Es la obesidad por si sola la que detona la presión alta, o ambas comparten una misma raíz?

Varios diarios médicos han resaltado la relación entre hipotiroidismo y presión alta. El doctor Broda Barnes notó la relación en sus pacientes con hipotiroidismo hace 50 años y también que, al darle tratamiento con hormona tiroidea natural desecada, la presión arterial se estabilizaba.

La conexión entre presión alta e hipotiroidismo yace en los riñones. El hipotiroidismo es duro con los riñones y provoca una lenta circulación y bajo flujo sanguíneo. Al bajar el flujo en los riñones, se produce la hormona renina para aumentar la presión arterial. En vez de atender la raíz del problema, los médicos se ocupan de tratar los síntomas con medicamentos antihipertensivos, bloqueadores de los canales de calcio, inhibidores ACE, beta-bloqueadores y diuréticos. Los anteriores podrían disminuir su presión pero, ¿a costa de qué? Estos fármacos incluyen una larga lista de efectos secundarios como mareos, palpitaciones cardiacas, insomnio, daños a los riñones, pérdida del gusto, fatiga, pérdida de agudeza mental e impotencia, entre otros. Luego de revisar los resultados del tratamiento de tiroides para la presión, ¿no deberíamos de enfocarnos en la causa subyacente de la enfermedad en lugar de seguir ocultando los síntomas?

EFECTOS DE LAS ENFERMEDADES
RELACIONADAS CON LA OBESIDAD

La obesidad se relaciona con las principales enfermedades padecidas por los estadounidenses. Además de la diabetes, presión alta e hipertensión, 42% de los casos de cáncer de pecho y colón se dieron en personas obesas; asimismo, 30% de las cirugías de vesícula y 70% de las enfermedades cardiovasculares tuvieron algo que ver con la obesidad. La obesidad acarrea un mayor riesgo de osteoartritis, apnea del sueño y depresión.

La obesidad por si misma cobra factura a la mente de las personas. Involucrarse en ciertas actividades se vuelve complicado, incómodo. Incluso termina afectando al trabajo si las labores requieren que la persona se mueva de su escritorio. Además, decae su vida social. Pero es peor la forma en que afecta la vida de familiares y seres queridos: podría comenzar lentamente, primero con la incapacidad de jugar futbol con su hijo, quedándose mejor fuera del campo; después rechazaría invitaciones a fiestas de cumpleaños de sus familiares; luego perdiéndose la competencia de natación de su hijo. Es un proceso lento, pero al final podría verse desconectándose de lo que en algún momento fue su vida. Quizá se haya visto superado por su peso, como muchos estadounidenses. Quizá haya intentado cumplir con dietas, hacer ejercicio, pero los malos resultados lo desalentaron. Si así fue, siga cuidando su alimentación y ejercitándose, pero también considere la posibilidad de que, como Ellen, su función tiroidea no sea la ideal. Si corrige el desequilibrio tiroideo, podría librarse de las ataduras que lo obligan a llevar una vida regida por la obesidad, diabetes, presión alta, cáncer y enfermedades del corazón.

RESUMEN

1. La obesidad y sobrepeso son ya una forma de vida para la mayoría de los estadounidenses.

2. El metabolismo juega un papel importante en el control del peso corporal.

3. La comida rápida, porciones «extragrandes», consejos nutricionales erróneos, y aditivos alimentarios, también influyen en la epidemia.

4. La obesidad está ligada a las principales enfermedades crónicas, como la diabetes tipo 2 y presión alta.

5. El tratamiento de hipotiroidismo aligera los problemas de peso.

6. Si busca más información, visite el sitio electrónico www.hotzehwc.com/ObesityEpidemic.

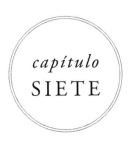

capítulo
SIETE

POLIMEDICACIÓN E HIPOTIROIDISMO

LA HISTORIA DE LA MADRE DE MARY

Mary, una de las huéspedes del Centro, me compartió su preocupación y enojo por la falta de atención que había recibido su madre. Le diagnosticaron cáncer y al principio le había ido muy bien; pero cuando las cosas comenzaron a empeorar, Mary tuvo que mudarse con ella para cuidarla. Apenas comenzó a ocuparse de los asuntos de su madre y a evaluar la situación, se dio cuenta de que diariamente tomaba 26 medicinas diferentes. Esto la alarmó y comenzó a investigar cada una. Quedó horrorizada al saber que la primera mitad neutralizaba a la segunda. La señora tuvo la suerte de que su hija intercediera por ella; muchos ancianos no gozan de la misma fortuna. Tristemente, esta situación se repite constantemente y expone una cada vez más peligrosa moda en los Estados Unidos.

ROMANCE ENTRE ESTADOS UNIDOS Y LOS MEDICAMENTOS

En Estados Unidos se gasta más dinero en medicamentos recetados que en cualquier otro país industrializado. Estos medicamentos son la segunda causa de muerte involuntaria en el país, solo detrás de los accidentes automovilísticos. De hecho, desde 2008, el número de personas envenenadas por medicamentos aumenta en alrededor de 20,000 cada año; en 2010, el número iba en 82,724.[70] Y no me refiero a narcóticos ilegales, sino a las medicinas que recetan los médicos y llevan el sello de aprobación de la FDA. Lo preocupante es que el número siga aumentando. La generación de los «baby-boomers» atestiguó una aumento de 90% en muertes por medicamentos recetados. Es triste, pero el mayor aumento en el número de muertes se dio en personas de entre 15 y 24 años de edad. Según el CDC, esto se debe al uso recreativo de ciertos medicamentos legales, que son el punto de partida para pasar a drogas ilegales, como cocaína y metanfetaminas. Es irónico, pero así como les pedimos a nuestros hijos que rechacen las drogas ilegales, les quitamos el miedo a los medicamentos desde temprana edad.

Las empresas farmacéuticas les piden a los estadounidenses que acepten, que digan SÍ a sus medicamentos.

Otro rasgo ya prácticamente característico de los estadounidenses es la polimedicación; es decir, el uso de varios medicamentos a la vez. En un estudio reciente se analizaron los datos obtenidos de 13,000 consultas psiquiátricas y se descubrió que el porcentaje de visitas en donde se recetaron dos o más medicamentos psiquiátricos, como antidepresivos o ansiolíticos, aumentó de 43% en 1996 a 60% una década después. Además, el porcentaje de consultas en donde se recetaron tres o más medicamentos aumentó de 17% en 1996 a 33% en 2006. Y estos solo tomando en cuenta medicamentos psiquiátricos. Los porcentajes anteriores no incluyen pastillas para dormir, medicamentos para regular la presión, para reducir el colesterol, antiinflamatorios, y un montón de otros fármacos para problemas gastrointestinales o urinarios, impotencia, pérdida de peso y cabello, alergias, entre otras.

> *Los medicamentos recetados son la segunda causa de muerte involuntaria en el país, solo detrás de los accidentes automovilísticos.*

SOBREMEDICACIÓN INNECESARIA

Podría estarse preguntando: ¿Qué tiene que ver la polimedicación con el hipotiroidismo? No es que sea una causa de hipotiroidismo, sino más bien el resultado de un mal diagnóstico y un tratamiento equivocado por parte de los médicos. Recuerde la publicidad que aparece en televisión o en las páginas de las revistas, en periódicos o cualquier barra publicitaria de Internet. Promocionan tratamientos para la fatiga, aumento de peso, constipación, reflujo gastroesofágico, insomnio, depresión, migraña, impotencia, dolor muscular y de las articulaciones, colesterol elevado, entre muchos otros. Piénselo bien, pregúntese: ¿Qué podría provocar esta multitud de síntomas que necesitan de tantos medicamentos? ¡Todos son síntomas de hipotiroidismo! La medicina convencional parece no querer ver más allá de los síntomas para atender la causa original. En lugar de atender el problema de raíz, es decir el hipotiroidismo, los médicos comunes siguen ocultando los síntomas con medicamentos. Recuerde que las medicinas se asocian a efectos secundarios dañinos, peligrosos.

Si sigue el camino de la medicina actual, terminará lidiando con el problema de la polimedicación.

He aquí otra señal del romance que sostienen los Estados Unidos con los medicamentos: los estadounidenses representan 5% de la población mundial y, sin embargo, consumimos 42% de los medicamentos. En 2011, gastamos $310 mil millones en medicinas recetadas.

LOS MEDICAMENTOS MÁS VENDIDOS EN ESTADOS UNIDOS

Podría sorprenderle saber que Estados Unidos y Nueva Zelanda son los únicos dos países en donde se permite la publicidad dirigida directamente al consumidor. Esto es lo que los estadounidenses compran más, según lo que les dicta la publicidad:

- Medicamentos para reducir el colesterol, o estatinas; Lipitor es la número uno.
- Antidepresivos. Los más populares son los inhibidores selectivos de la recaptación de serotonina, o SSRI, aunque existen numerosos medicamentos para mejorar el estado de ánimo, el sueño y la concentración de los pacientes con depresión.
- Analgésicos narcóticos, mejor conocidos como medicinas para el dolor.
- Beta-bloqueadores. Estos medicamentos reducen la presión arterial mediante el bloqueo de la norepinefrina y epinefrina, reduciendo también el ritmo cardiaco.
- Inhibidores de la ACE. También reducen la presión arterial, pero mediante la dilatación de los vasos sanguíneos.

INFLUENCIA DE LA PUBLICIDAD

¿Por qué pasó todo esto? ¿Sabía que el estadounidense promedio está expuesto a 16 horas de publicidad farmacéutica al año? ¿Le ha pasado que mientras ve la televisión con su familia el programa corta para darle paso a un comercial de algún medicamento para tratar la impotencia? Seguramente no es el tipo de publicidad que quiere para sus hijos o nietos. ¿Se ha preguntado por qué las farmacéuticas aparecen en televisión? Bueno pues, gracias a la Administración de Alimentos y Medicamentos, la FDA.[71]

Durante años, las farmacéuticas estuvieron lamiéndose los bigotes con la posibilidad de anunciarse en televisión. Sabían que esto dispararía sus ventas; sin embargo, la FDA tenía reglas estrictas para prevenir su publicidad televisiva. La Administración exigía que se detallaran todos los efectos secundarios y contraindicaciones y, aunque podía hacerse en publicaciones impresas, no había tiempo suficiente para hacerlo en un comercial televisivo de 30 segundos de duración.

En 1997, la FDA rompió o maleó sus propias reglas luego de una fuerte campaña de presión por parte de los Investigadores y Productores Farmacéuticos de los Estados Unidos, mejor conocidos como «Big Pharma». La FDA decidió permitirle a las farmacéuticas que solo mencionaran algunos efectos secundarios y luego pidieran a los consumidores que pidieran más información a sus médicos. Resultó ser una bendición para las ventas de las compañías, así que comenzaron a gastar más dinero para convencer al público de que comprara sus productos. En 2011, la industria farmacéutica gastó más de $4.8 mil millones en publicidad dirigida al consumidor. La retribución para Big Pharma ha sido cuantiosa. En 2008, las principales farmacéuticas generaron alrededor de $500 mil millones en ingresos brutos y $110 mil millones de ganancias.

La publicidad no está orientada solo a usted, el consumidor, sino también a los profesionales de la salud.

CÓMO SE VENDE LA IDEA DE LA POLIMEDICACIÓN

Ha visto que los comerciales de medicinas en televisión están invadidos de gente feliz, disfrutando de la vida gracias a que toman el medicamento más reciente. Los comerciales proponen descaradamente que si quiere disfrutar de la vida, debe tomar ese medicamento. Si cree en lo que dicen, entonces los antidepresivos le llenarán el corazón de dicha. Si no funcionan, podría incluir algún antipsicótico, como Abilify, en su cóctel farmacéutico. Si tiene problemas para dormir, podría comprar una tranquila noche de sueño con Ambien o Lunesta. La mariposita de Lunesta es tan frágil, que seguro lo adormecerá con su ligero vuelo y se levantará fresco a la mañana siguiente. Si siente dolor en los músculos o las articulaciones existe una amplia variedad de antiinflamatorios para aliviar el dolor, y algunos, como Vioxx, potencian el riesgo de muerte por infarto. La FDA vetó Vioxx en 2004.

Si algo hacen bien las farmacéuticas es venderse. Se las han arreglado para hacer que los fármacos sean una parte natural de la vida. No ha sido una tarea fácil. En 2008, las fabricantes de medicamentos gastaron la increíble cantidad de $4.8 mil millones en publicidad televisiva, radiofónica, e impresa en revistas y periódicos, toda orientada al consumidor.[72] Es el doble de lo que gastaron en investigación y desarrollo, pero la recompensa es enorme. Basta con echar un vistazo a Lipitor, la mega-producción de Pfizer, cuyas ventas en 2008 ascendieron a $13 mil millones. Ahora bien, si el medicamento redujera los ataques al corazón, valdría la pena. Sin embargo, apenas reduce la cantidad de enfermedades del corazón y en cambio trae consigo un cúmulo de graves efectos secundarios.

> *En 2008, las fabricantes de medicamentos gastaron la increíble cantidad de $4.8 mil millones en publicidad televisiva, radiofónica, e impresa en revistas y periódicos, toda orientada al consumidor.[72] Es el doble de lo que gastaron en investigación y desarrollo.*

RECETAS CON INFLUENCIA

¿Alguna vez se ha preguntado de dónde recibe su médico la más reciente información sobre los medicamentos que le receta? ¿Cree que se sumerge en diarios médicos e investiga para determinar si es la opción que le conviene? Desafortunadamente, no es así como funciona nuestro sistema médico, ni tampoco tiene su médico el tiempo suficiente para estar al corriente con el siempre cambiante panorama farmacéutico. Por lo general, los médicos obtienen la última información de los vendedores de las empresas farmacéuticas y de la publicidad televisiva.

Se equivoca si piensa que los vendedores tienen títulos en bioquímica o experiencia como investigadores médicos. La mayoría de los vendedores saben de ventas, negocios, comunicación. Si cree que en las ventas de sus medicamentos tratan de educar a los médicos o al público en general, también se equivoca. A las farmacéuticas solo les interesan las ventas.[73]

Cuando comencé a ejercer, en 1977, casi todos los vendedores de medicamentos eran hombres de mediana edad; pero los tiempos cambian. Ahora, suelen ser jóvenes y atractivas vendedoras con personalidades atrayentes y una enorme capacidad de persuasión. Las farmacéuticas saben cómo ganarse la atención de su propio médico. Esto no quiere decir que las vendedoras busquen engañar a los doctores; seguro conoce a alguien que vende productos médicos y no es una persona maliciosa o falsa. Sin embargo, es común que las vendedoras también hayan sido engañadas por sus empleadores, al igual que los doctores que leen las estadísticas maquilladas y escuchan sus erróneos argumentos de ventas.

Su trabajo es presentar la información de tal forma que engalane al medicamento. Suelen llegar al consultorio médico e invitar a comer a todo el equipo, dejan una vasta cantidad de muestras y una colección de bolígrafos con el logo y el nombre del medicamento. En su siguiente consulta –en algún consultorio que no sea el mío–, tome nota de la cantidad de bolígrafos, almohadillas, y artículos promocionales con los logos y nombres de medicamentos impresos. En mi consultorio no permitimos la entrada a los vendedores de las farmacéuticas.

EFECTOS SECUNDARIOS Y GANANCIAS

Parte del problema de la polimedicación es que no se han probado los medicamentos y sus efectos secundarios junto a otros que pudieran recetarse al mismo tiempo, al mismo paciente. Quienes más lo sufren son los ancianos, pues suelen consultar con varios doctores y, en ocasiones, en asilos. Sus médicos rara vez saben de los medicamentos que los otros recetaron, aunque se supone que cada medicina se receta para aliviar un síntoma. Cada medicamento trae consigo algún efecto secundario, para el que se receta otro más. Es la misma historia con decenas de millones de personas. El paciente que llegó quejándose de uno o más síntomas podría terminar tomando una variedad de medicinas para aliviar los síntomas inherentes a los primeros medicamentos que haya tomado.

Ha visto los comerciales televisivos con gente bonita, sonriente, riendo mientras corren por la playa. Una suave voz recita los efectos secundarios del medicamento: mareos, vómito, pérdida de cabello, de libido, ceguera, cáncer, hemorragias y el riesgo de suicidio. Si se deja engañar por las farmacéuticas, podría quedar ciego, con hemorragias, padeciendo cáncer, indiferente al matrimonio, con riesgo de suicidarse, sintiéndose peor que antes de su primera visita al médico.

Un claro ejemplo es Tamoxifen, un medicamento recetado a mujeres con cáncer de mama. Muchas pacientes que lo tomaron fallecieron por cáncer uterino y no por cáncer de mama.[74] Por lo tanto, en la estadística solo se registra que la paciente no murió por cáncer de mama. Estará de acuerdo conmigo en que, si el paciente muere, el tratamiento fracasó.

PACIENTE CONTRA GANANCIA

Las farmacéuticas y las compañías aseguradoras cotizan en la bolsa de valores. Por lo tanto, su principal objetivo es generar ingresos para beneficiar a los accionistas y no necesariamente a los pacientes. Estas empresas se preocupan por promover el uso de medicamentos para resolver problemas de salud, aunque sus productos solo alivien los síntomas de la enfermedad y no la causa subyacente. Los medicamentos son químicos antinaturales, fabricados en laboratorios, que acarrean varios efectos secundarios. Recuerde que su cuerpo debe expulsar las toxinas incluidas en los fármacos y con le edad se le dificulta cada vez más.

Como expliqué en los capítulos anteriores, uno no se enferma por la falta de medicamentos. La mayoría de las enfermedades son el resultado de malos hábitos alimenticios y una mala nutrición; falta de ejercicio; alergias que debilitan al sistema inmunológico y lo hacen más propenso a contraer infecciones y a la proliferación de levadura por el uso de antibióticos; desequilibrio y descenso en la producción de hormonas tiroideas y sexuales; y glándulas suprarrenales estresadas. Cada uno de los factores anteriores podría tratarse de forma segura, efectiva y natural, sin medicamentos.

Los médicos que se actualizan en conferencias patrocinadas por las farmacéuticas no saben de esto, pues se les enseña lo que Big Pharma quiere que aprendan. Además, suelen estar bastante dispuestos a creer lo que les digan las grandes compañías sobre la seguridad y efectividad y sus productos.

LA CATÁSTROFE DE VIOXX

Vioxx es parte de una nueva familia de analgésicos para tratar problemas de artritis, de nombre inhibidores COX-2. En 1999, la FDA aprobó el medicamento casi de inmediato, pero fue retirado del mercado en octubre de 2004, luego de que se descubriese que aumentaba considerablemente el riesgo de ataques al corazón.[75] En 1998, algunos investigadores le advirtieron a Merck, los fabricantes, sobre este problema. Pero a pesar de esto, Merck fabricó y vendió su producto a los médicos y al público en general.

Cuando las farmacéuticas enfrentan demandas por sus productos, por su efectos secundarios, se lavan las manos alegando que la FDA aprobó sus medicamentos. Parece que las compañías quieren asegurar el beneficio de las ganancias y dejarle el riesgo a los doctores y pacientes, quienes no tienen otra salida.

LIMITACIONES DE LAS ADMINISTRADORAS DE SALUD

Los médicos involucrados con las organizaciones administradoras de salud tienen las manos atadas. Deben atenderlo con medicamentos específicos, aprobados por la organización, en lugar de usar terapias naturales y más seguras. Si quiere cuidar su salud, deje a las administradoras y busque algún médico que le sirva a usted y no a las aseguradoras o al gobierno.

UNA ELECCIÓN ESTADOUNIDENSE

Aunque casi toda la culpa recae sobre Big Pharma, no son los únicos responsables. La verdad es que a nadie lo obligan a tomar medicamentos, a menos que hayan sido declarados mentalmente incompetentes y vivan en un pabellón psiquiátrico. Los padres de familia estadounidenses les dicen a sus hijos que se alejen de las drogas, ¿pero predican con su ejemplo? Quizá sea hora de que los adultos sean consecuentes.

Pareciera que los estadounidenses buscan siempre la pastilla que pueda eliminar sus dolores y molestias. En estos tiempos de inmediatez, la gente quiere curas instantáneas para todo, píldoras mágicas. Pero la verdad es que no existe ninguna pastilla que borre una vida de abusos al cuerpo.

Es hora de que las personas en este país tomen las riendas de su salud, y el primer paso es dejar el hábito de consumir fármacos. Los medicamentos tienen un lugar asegurado en el proceso de atención y tratamientos médicos, pero se suele abusar de ellos. Creo que los doctores deberían de atender a sus pacientes según el plan divino, es decir, trabajar con el cuerpo y no ir en su contra. Nuestros cuerpos son algo maravilloso y es momento de que empecemos a tratarlos como tal.

LA HISTORIA DE MARCIA

«¡Debería estar muerta!» Para Marcia eso debería haber pasado según el tratamiento a manos de sus médicos y los medicamentos que le recetaron. Esta es su historia, en sus propias palabras:

Síntomas postquirúrgicos

Todo empezó en 1993, culpa de un error quirúrgico de un ginecólogo que provocó una endometriosis severa y crecimiento de tejido cicatricial luego de someterme a una histerectomía. El médico tuvo que detener la cirugía porque todo dentro de mi estómago estaba ligado y consideró que sería peligroso seguir. Después, en 2002, con una laparoscopia me removieron los ovarios y el tejido cicatricial.

Después de las cirugías y con un tratamiento de estradiol, pensé que terminaría la pesadilla de sentirme enferma, con dolor en músculos y articulaciones, de desórdenes cognitivos y espantosos cambios de humor. Pensé que todo se nivelaría.

Dos meses después sufrí mi primer ataque de pánico. Los ataques aumentaron durante los siguientes meses, acompañados además de periodos de depresión e insomnio. El médico familiar me recetó Ambien para darme una hora de sueño. También Zoloft y, después de una semana sin dormir, sin comer, con náuseas, empecé a tener ideas suicidas. No quería vivir. En ese entonces, aquellos medicamentos no incluían advertencia alguna sobre ideas suicidas.

Fiel intervención

Una mañana me levanté demasiado cansada como para ir a trabajar y planeé mi suicidio. Me disponía a ejecutarlo cuando sonó el teléfono. Levanté el auricular automáticamente. Supongo que no existen las coincidencias, porque era la enfermera de mi doctor quien llamó para preguntarme cómo estaba. Cuando comprendió la situación, me dijo que llamara a mi esposo y me dirigiera a la sala de urgencias. Aquello fue una desgracia, pues terminé en un pabellón psiquiátrico en donde me retacaron de medicamentos.

Fue una experiencia diferente. Me sentí mal por la gente encerrada en el pabellón, además de sentirme yo fuera de lugar. Me dejaron salir luego de dos días y me mandaron con un psiquiatra que, como era de esperar, me recetó un antidepresivo, Wellbutrin, y un tranquilizante, Klonopin.

Oídos sordos

Ningún médico me escuchó cuando les dije que mi condición mental podría tener algo que ver con la histerectomía. Consulté con varios ginecólogos, un endocrinólogo y tres psiquiatras. Todos repartían medicamentos psiquiátricos como si fuesen dulces, «¡ahora pruebe este, ahora este otro!» Me subieron la dosis de Klonopin a 1mg y no funcionó; pero me rehusé a tomar dosis mayores. Uno de los psiquiatras me dijo que podría tomar la medicina durante dos años, sin problemas. Sí, claro, pensé. A los seis meses me había vuelto una adicta. Nunca tomé drogas ilegales y solía titubear ante diferentes medicamentos.

Mi segunda o tercera visita a uno de los psiquiatras podría ser una estampa de la poca atención que algunos médicos ponen a sus pacientes. La doctora entró a la habitación y me dijo: «¿Tú eres la que escucha las voces dentro de su cabeza?» Nunca había dicho algo sobre voces en la cabeza. Me sorprendió, sobre todo cuando me recetó un medicamento bioequivalente de Zoloft que liberó un torrente de pensamientos suicidas; y para eso me recetó 15mg de Remeron.

En busca de ayuda

No sé cómo no perdí mi trabajo o a mi esposo durante aquel periodo. Fue bastante duro para mi marido, tanto que me sentí agradecida de que no tuviéramos hijos en casa. Él estuvo a mi lado y, aunque a veces no entendía lo que me pasaba, siempre creyó en mí.

Luego de un año más en medio de la densa niebla provocada por los medicamentos y todavía con dolor y sintiéndome miserable, decidí visitar el Hotze Health & Wellness Center. Ahí, el doctor Sheridan confirmó mis sospechas con respecto a la conexión entre las hormonas y los problemas que padecía. Fue un alivio ver las cosas como eran, mi mente y mi cuerpo como un todo, y no todo por separado.

Me diagnosticaron desequilibrio hormonal, fatiga suprarrenal, hipotiroidismo clínico y proliferación de levadura. Me dieron una dieta, un tratamiento hormonal y algunos suplementos, además, me dijeron cómo ejercitarme. Y claro, también tenía que dejar los antidepresivos y el Klonopin.

Fue bastante difícil dejar el Klonopin, Wellbutrin y Remeron. Algunos de ellos son más complicados de abandonar que cualquier droga callejera. El doctor Sheridan, el médico asistente y las enfermeras me motivaron cada que caía en un bache y me recordaban el tramo que llevaba recorrido. Su constaste apoyo fortaleció el deseo de sentirme bien.

La recuperación me tomó más tiempo que al resto de los pacientes, todo por culpa de los medicamentos que tomaba. Sin embargo, valió la pena porque cada día me acercaba un paso más a la buena salud y a la felicidad.

Un mensaje para otras mujeres

Me gustaría poder hablar con todas las mujeres para que no pasen por el incierto camino que me tocó recorrer. He conocido a demasiadas esclavas de antidepresivos y tranquilizantes y muchas no pueden aliviar su dolor. A cada una le he dicho lo mismo: «Hay luz al final del túnel, puedes sentirte bien.»

Estoy a punto de dejar el Remeron y cada día me siento mejor. ¡Me da un gusto tremendo no tener que ver al psiquiatra, me da gusto sentirme feliz de nuevo, haber dejado atrás la depresión y la ansiedad! Me encanta saberme emocionada por mi futuro a mis 51 años de edad y ver a mi esposo contento de haber recuperado a su esposa.

DESDE EL PUNTO DE VISTA MÉDICO

La historia de Marcia tiene un final feliz, pero me duele pensar en las decenas de millones de mujeres que siguen con su calvario.

Después de la histerectomía le recetaron estradiol, una hormona estrógena. Su ginecólogo no equilibró sus hormonas con progesterona, así que inmediatamente sufrió dominio de estrógeno. Como ya vimos, uno de los efectos secundarios del dominio de estrógeno es el hipotiroidismo. Es fácil aliviar los numerosos síntomas que describió con solo equilibrar las hormonas femeninas con las cantidades apropiadas de estrógeno y progesterona bioidénticos, aunados a un suplemento de hormona tiroidea desecada de la USP. Desafortunadamente, como no le recetaron estos productos seguros y naturales, sino más bien un cóctel de medicamentos de cinco o seis psicotrópicos, tuvo que sufrir años de pensamientos terroríficos, una salud en picada y relaciones estropeadas hasta que encontró el camino para recuperar su salud, cambiar su vida y mejorar su mundo, de forma natural.

Por sus efectos secundarios y naturaleza adictiva, tanto los antidepresivos como los ansiolíticos son dos de los productos farmacéuticos más peligrosos del mercado. Los doctores los recetan como si fuesen dulces, sin pensar en sus dañinos efectos secundarios.

ANTIDEPRESIVOS: DESASTRE DE SALUD PÚBLICA

Desde la década de 1990, las compañías farmacéuticas han defraudado a médicos y millones de pacientes con sus engañosas investigaciones, prácticas y publicidad sobre la seguridad y efectividad de sus antidepresivos.

La FDA ha respaldado este fraude. Millones de pacientes han padecido los debilitantes efectos secundarios de los antidepresivos, algunos incluso se han suicidado por tomarlos o por dejar de hacerlo. Los antidepresivos son adictivos. Por eso las reacciones de la mayoría de las personas que intentan dejarlos.

Los dos tipos de antidepresivos más utilizados son los inhibidores selectivos de la recaptación de serotonina (SSRI), como Prozac; y los inhibidores de la recaptación de serotonina y noradrenalina (SNRI), como Effexor. Estos operan con el mismo mecanismo bioquímico que la cocaína, un inhibidor de la recaptación de neurotransmisores. La cocaína eleva los niveles de tres neurotransmisores: serotonina, noradrenalina y dopamina. Pues bien, las compañías farmacéuticas desarrollaron medicamentos que mimetizan los efectos de la cocaína; ahora ya sabe por qué los antidepresivos son adictivos.

PROFUSIÓN DE ANTIDEPRESIVOS

En 2011, un reporte publicado por el Centro Nacional de Estadística Médica reveló que más de 10%, o 30 millones de estadounidenses, toman antidepresivos. Los antidepresivos actuales son considerados las mega-producciones de los laboratorios médicos, sencillamente por una razón: según Reuters, en 2009 las ventas por antidepresivos ascendieron a $9.9 mil millones, colándose al tercer puesto entre los medicamentos más vendidos en Estados Unidos. Todo sea dicho, se ha dado un impresionante aumento de 400% en el uso de antidepresivos entre 1991 y 2010.

Además, a las mujeres se les recetan antidepresivos tres veces más que a los hombres. Casi 30% de mujeres blancas entre 40 y 60 años de edad los toman. Y el porcentaje se eleva conforme la escala de niveles socioeconómicos. Aproximadamente 75% de las huéspedes que llegan al Hotze Health & Wellness Center toman o tomaron anti-depresivos, o bien se los recetaron pero se rehusaron a tomarlos. Sin embargo, el síndrome de abstinencia puede ser grave y lo padece 78% de los pacientes que tratan de hacerlo.

MINIMIZACIÓN DE LOS EFECTOS SECUNDARIOS

Los graves efectos secundarios y el síndrome de abstinencia por antidepresivos son un desastre de enormes proporciones para la salud pública.

El libro del doctor Joseph Glenmullen, *The Antidepressant Solution*, influenció mi forma de percibir los peligros de los anti-depresivos. El doctor Glenmullen es instructor clínico en el área de psiquiatría de la Escuela de Medicina de la Universidad de Harvard, además de miembro del equipo médico de los servicios de salud de la universidad. Ha discutido y escrito ampliamente sobre los peligros y efectos secundarios de los antidepresivos, especialmente sobre el síndrome de abstinencia.

Las farmacéuticas llevan más de dos décadas publicando estudios positivos sobre el uso de antidepresivos. Han negado los graves efectos secundarios causados por el uso de los antidepresivos o las reacciones que se dan al momento de la abstinencia. De hecho, hipócritamente adoptaron el término «síntomas de discontinuación» para negar que exista un síndrome de abstinencia. Si advirtieran al público sobre esto último, estarían admitiendo que son adictivos y esta es una etiqueta que las compañías siguen eludiendo.

Para probar los beneficios estadísticos de sus productos, las farmacéuticas realizan sus propios estudios, independientes de la FDA. Luego revisan sus propios resultados y diseñan una investigación para obtener dos estudios positivos. Para garantizar la aprobación del medicamento, la FDA solo pide que los dos estudios muestren una diferencia significativa entre el medicamento en cuestión y algún placebo.

La Administración no pide estudios que demuestren efectos secundarios negativos. No importa si los efectos tienen alguna relevancia clínica, al contrario de la Agencia Reguladora de Productos Médicos y de la Salud del Reino Unido (MHRA, por sus siglas en inglés), equivalente a la FDA, que exige a las farmacéuticas todos sus estudios, tanto los positivos, como los negativos.

DIFERENTE PERSPECTIVA EN EL EXTRANJERO

La MHRA británica prohíbe que los jóvenes menores de 18 años tomen antidepresivos. Evaluaron los estudios de las farmacéuticas y determinaron que estos medicamentos no surten ningún efecto positivo en los niños. De hecho, decidieron que son peligrosos y elevan la cantidad de pensamientos y acciones suicidas.

Los laboratorios de las empresas médicas siempre han sabido sobre los efectos secundarios adversos y el síndrome de abstinencia provocado por sus antidepresivos, pero les ha valido más ingresar miles de millones de dólares a sus arcas que la seguridad del público. Las farmacéuticas han hecho todo lo que ha estado a su alcance para esconderle al público en general y a los médicos sus estudios con resultados negativos.

BUENAS RELACIONES PÚBLICAS

Las empresas farmacéuticas también financian estudios de investigadores de agencias de relaciones públicas y pagan a escritores fantasma para escribir sobre los resultados positivos de las pruebas de antidepresivos y enviarlos a las revistas de medicina. Luego publican los textos con la firma de médicos académicos reconocidos, a quienes pagan grandes sumas de dinero para usar sus nombres.

El hecho de que las farmacéuticas paguen a médicos por producir estudios positivos para promover sus productos con la comunidad médica ha salido a la luz. La doctora Marcia Angell, ex editora en jefe de la prestigiosa revista médica *New England Journal of Medicine*, escribió un libro innovador: *The Truth about the Drug Companies: How They Deceived Us and What to Do about It.*[76] Angell escribió sobre cómo las compañías no solo se valen de su vasto poder económico para inducir a los médicos a promover sus medicamentos, sino también para firmar contratos con investigadores de la FDA y de los Institutos Nacionales de Salud (NIH) para hacer lo mismo.

EL RETORCIDO CAMINO DEL PROZAC

La FDA autorizó el Prozac en 1987. A los cuatro años de su lanzamiento la Administración supo, gracias al público en general, a los médicos y a estudios médicos publicados, que el riesgo de ideas suicidas aumentó drásticamente en pacientes que tomaban Prozac. En septiembre de 1991, la FDA reunió un panel de supuestos expertos para atender la preocupación de la gente y los médicos e investigar el aumento de suicidios entre personas que tomaban el medicamento. El panel lo conformaron nueve personas, y cinco de ellas tenían alguna relación económica con las empresas farmacéuticas. Había un claro conflicto de intereses entre los participantes. La votación fue de seis a tres en favor de no advertir al público sobre el riesgo de suicidio inherente al Prozac. Si consideramos a los miembros del comité, el resultado no sorprende. Lo que sí sorprende es el hecho de que tres de los miembros tuvieran el valor de votar a favor de la advertencia.

Fue hasta 2004 que la FDA decidió al fin advertir que los pacientes adultos y pediátricos que tomaran antidepresivos podrían desarrollar una gama de efectos secundarios que podrían volverlos suicidas potenciales, tales como ansiedad, agitación, ataques de pánico, insomnio, irritabilidad, hostilidad, impulsividad, acatisia (inquietud severa), hipomanía y manías. Después, la FDA publicó la advertencia de que los pacientes son más vulnerables o propensos al suicidio y a los demás efectos secundarios al iniciar el tratamiento o cuando se aumenta o reduce la dosis. Esta última advertencia apareció en gran parte por el esfuerzo del doctor Glenmullen, quien llevaba más de una década hablando sobre los efectos secundarios adversos de los antidepresivos, y al testimonio que dio ante la FDA en 2004. Así que en octubre de ese año, la Administración exigió añadir un recuadro negro a la información médica relacionada al uso de antidepresivos en niños. La advertencia establecía que los niños y adolescentes que tomen antidepresivos corren un mayor riesgo de tener pensamientos y cometer acciones suicidas. En mayo de 2007 se exigió que el recuadro negro se incluyera en la información de antidepresivos para pacientes de entre 18 y 24 años de edad. ¿Por qué le tomó tanto tiempo a la FDA cumplir con la misión de proteger a la gente?

Los fabricantes de antidepresivos contrataron a escritores fantasmas empleados por agencias de relaciones públicas para investigar y escribir artículos con el fin de resaltar los beneficios de los antidepresivos. Los artículos luego se publicaron bajo las firmas de renombrados médicos que recibieron grandes sumas de dinero por usar su reputación; de ahí se distribuyeron a través de vendedores encargados de apaciguar las preocupaciones de los médicos que se valían de un plan de mercadeo engañoso.

La FDA decidió al fin advertir que los pacientes adultos y pediátricos que tomaran antidepresivos podrían desarrollar una gama de efectos secundarios que podrían volverlos suicidas potenciales.

DUDAS SOBRE SU EFECTIVIDAD

En febrero 19 de 2012, el programa de televisión *60 minutos* de la CBS tuvo como invitado a Irving Kirsch, profesor de psicología de la Universidad de Hull, en el Reino Unido y autor del libro *The Emperor's New Drugs: Exploding the Antidepressant Myth*. Le preguntaron sobre la información que publicó, con la cual demostró que los antidepresivos no eran más efectivos que los placebos al momento de tratar una depresión. Ese estudio podría estremecer al mundo médico y expulsar a los antidepresivos de su puesto como tratamiento para varios síntomas.

Las farmacéuticas llevan décadas aprovechándose de los médicos a través de investigaciones engañosas y material mercadotécnico. Han saturado la televisión con comerciales que resaltan los beneficios de los antidepresivos, todo para implantar la idea de su medicamento como panacea. Nunca le han advertido al público o a los médicos sobre su naturaleza adictiva o sobre el peligro del síndrome de abstinencia.

Estas empresas se han dedicado a vender antidepresivos a las masas. Ya no las recetan solo para la depresión, que cubren apenas 25% de los casos, sino también para tratar la ansiedad, ataques de pánico, déficit de la atención, insomnio, síndrome premenstrual, dolores de cabeza, agorafobia, falta de concentración, fatiga, entre otros.

Los médicos de cabecera han sido el objetivo principal de los fabricantes de antidepresivos. Hoy en día, 79% de quienes toman antidepresivos lo hacen aconsejados por sus médicos de cabecera. Debido a sus apretadas agendas, los médicos dependen de la información que les brindan las farmacéuticas, representadas –cada vez con mayor frecuencia– por jóvenes mujeres atractivas.

PROBLEMAS PARA RENUNCIAR

Las representantes de las farmacéuticas no solo minimizan los efectos secundarios de los antidepresivos ante los médicos, también omiten o apenas mencionan algo sobre el grave síndrome de abstinencia.

La reacción al renunciar a los antidepresivos podría ser leve, moderada o grave, según la dosis y el tiempo que se hayan tomado.

La reacción por el síndrome de abstinencia dependerá del tiempo de vida del medicamento dentro del cuerpo; podría presentarse inmediatamente, luego de la primera vez que no se tome.

El libro *The Antidepressant Solution*, del doctor Joseph Glenmullen, incluye un programa de cinco pasos para disminuir el uso de antidepresivos, en donde se les explica a los médicos cómo evitar el molesto y peligroso síndrome de abstinencia en sus pacientes. Debería ser una lectura obligada para los doctores que receten antidepresivos y para cualquier persona a la que se los hayan recetado.

DEFENSA CONTRA LOS MEDICAMENTOS

La polimedicación, o acto de recetar varios medicamentos a un solo paciente, es igual de peligrosa. Mi objetivo es informarle sobre esta práctica médica tan común para prevenirlo y darle la oportunidad de protegerse. Los medicamentos son peligrosos. Son químicos ajenos a la naturaleza, creados por los laboratorios. Son toxinas –venenos– que luego debe expulsar el hígado. Por lo tanto, tomar varios medicamentos es exponencialmente peligroso. Y sólo usted es responsable de su salud, así que entre más pronto tome las riendas, mejor para usted. Podría perderla para siempre si deja que otros, sobre todo los médicos, tomen las decisiones por usted.

Esto me recuerda a algo que me dijo mi padre cuando comencé a consultar: «No envenenes a tus pacientes con tanto medicamento, como lo hacen otros médicos». Papá fue un exitoso empresario, dotado de un gran sentido común. Me alegra haber seguido su consejo.

PREGUNTAS PARA EL MÉDICO

Cada que un médico le recete algún medicamento, debe preguntarle algunas cosas básicas. Se lo debe a usted y a su salud.

- ¿Cuáles son sus efectos secundarios?
- ¿Qué otros medicamentos interactúan con este?
- ¿Existe alguna mejor forma de tratar mi condición que no sea con este medicamento?

RESUMEN

1. Tanto los estadounidenses como el sistema médico mantienen un romance con las recetas médicas.

2. Muchos de los medicamentos que se toman en los Estados Unidos resultan innecesarios y suelen recetarse para tratar los síntomas provocados por otros medicamentos.

3. Las ventas de medicinas son impulsadas por campañas publicitarias multimillonarias diseñadas para cimentar la idea de que las farmacéuticas pueden resolver todos nuestros problemas de salud.

4. Los médicos son igualmente susceptibles a los argumentos de venta.

5. Las empresas farmacéuticas son parte de un ramo multimillonario y su naturaleza suele ganarle a su interés por el estado de los pacientes.

6. El uso de antidepresivos se ha disparado a pesar de la gravedad de sus efectos secundarios, mínimos beneficios y síndrome de abstinencia.

7. Si desea mayor información, ingrese al sitio electrónico www.hotzehwc.com/DrugDangers.

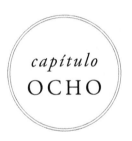

capítulo
OCHO

FIBROMIALGIA, SÍNDROME DE FATIGA CRÓNICA E HIPOTIROIDISMO

LA HISTORIA DE JENNIFER

El médico de Jennifer perdió la paciencia luego de varias consultas y recetas médicas y le dijo: «Vas a tener que vivir con esto por el resto de tu vida».

Jennifer era joven, hermosa, vibrante y siempre había llevado una vida activa. Siempre, desde preescolar y hasta la universidad se había involucrado en actividades deportivas, de baile, teatro y en el equipo de animación, y encima de todo, siguió siendo una de las mejores estudiantes. Le resultaba fácil mantener un buen estado de salud, aunque luego se dio cuenta de que también fue fácil darla por sentada.

Luego de graduarse de Boston College se mudó a Arizona para trabajar de asistente legal. A los treinta y tantos, Jennifer se dio cuenta de que había perdido gran parte de su resistencia en el gimnasio. Era extraño y preocupante, pues se ejercitaba diariamente y corría seis días a la semana. Nunca había pensado en sus horas de sueño, y de pronto, se volvieron un problema. Se la pasaba dando vueltas sobre la cama y se despertaba cansada. Pero a pesar de sentirse exhausta, fatigada al terminar el día, no podía descansar al dormir.

EMPEORAMIENTO DE LOS SÍNTOMAS

Los síntomas de Jennifer se agravaron con lentitud durante los siguientes dos años: insomnio, dolor de huesos, fatiga y debilitamiento de los músculos, luego migrañas debilitantes, calambres menstruales agotadores y aumento de peso. Le dolía todo el cuerpo, desde las articulaciones hasta las caderas, músculos del cuello y hombros. Siempre le dolía algo. Además, sufría sinusitis recurrente, relacionada con una inflamación crónica de la garganta y alergias. Se la pasaba enferma.

Durante su vida fue una persona social, extrovertida, pero llegó al punto de rechazar invitaciones para reuniones o viajes con amigos. Nadie entendía lo que le pasaba y eso molestó a sus amistades al grado de pensar que no quería compartir su tiempo. Si apenas tenía energía suficiente para seguir con su vida, no le quedaba nada para cuidar sus relaciones personales. Al final del día no tenía ya nada que dar.

Para colmo, su mal estado de salud comenzó a afectarle en el trabajo. Se sentía exhausta al llegar a la oficina y se preguntaba cómo haría para aguantar ocho horas ahí. Se valía de cada gramo de energía para concentrarse y todavía de un mayor esfuerzo físico para no dejar el trabajo a mitad del día.

EN BUSCA DE AYUDA

Al final, Jennifer terminó derrumbándose. Su fatiga era tal que con unos pasos ya se quedaba sin aliento. Un día, frente a su escritorio, se puso a temblar, se encorvó y sintió como si fuera a desmayarse; se dio cuenta de que no podía seguir más. Ese día dejó su trabajo definitivamente. No podía hacerlo bien. Tenía apenas 37 años y se avecinaba un futuro poco prometedor.

Al día siguiente visitó a su médico de cabecera en Phoenix. Jennifer planeó la forma en que le contaría sus síntomas de nuevo. A pesar de sentirse peor que nunca, tenía la esperanza de que el médico le pusiera atención, entendiera su situación y encontrara la causa subyacente del problema.

Cuando la enfermera la llamó a la habitación y le preguntó el motivo de su visita, Jennifer le contó sus molestias. La enfermera le dijo inmediatamente que sabía cuál era el problema. Se sintió aliviada. Después entró el doctor y le pidió ser breve. Sin indagar más en el asunto, le dijo que pasaba por una depresión. ¿Cómo? Si Jennifer nunca había dicho algo sobre sentirse así. Nunca. Aunque es cierto que se sentía bastante mal, sabía que no era una depresión.

El doctor le dio una muestra de Zoloft y la envió a casa con una palmadita en la espalda. Le dijo que la medicina la haría sentirse mejor. Otros doctores ya le habían recetado Xanax, antidepresivos y otros medicamentos. Le molestaba cómo la hacían sentir. La adormilaban y parecía que veía todo como a través de una capa de niebla. Aquellos medicamentos le ayudaron con sus problemas de ansiedad y a dormir durante unos cuantos días, pero los efectos eran mínimos y breves. Y como cualquier drogadicto, tenía que ir aumentando la dosis para que surtieran algún efecto. No le gustaba sentirse drogada y decidió no tomar los antidepresivos.

UN PASO ATRÁS

Aunque no quería, no le quedó de otra más que llamar a sus padres, a Texas. Tenía miedo de sentirse una decepción y de no tener una respuesta a sus problemas, pero les dijo que se sentía demasiado enferma como para ir a trabajar. Su padre tomó el primer vuelo a Arizona para luego llevarla a casa. Tuvo que dejarlo todo: su trabajo, sus amigos, su vida independiente, sus muebles. Echó lo que pudo a su camioneta y partió hacia casa de sus padres. Pasó los dos días de viaje en el asiento de copiloto, temblando y débil, preguntándose cómo es que había llegado a eso.

En Texas sus síntomas empeoraron. Consultó con una variedad de especialistas que la sometieron a una multitud de exámenes de sangre, pero todos arrojaban los mismos resultados, siempre ubicados dentro del «rango normal». Varias placas y premios tapizaban las paredes de los consultorios; sin embargo, las habitaciones estaban repletas de la gente más enferma que hubiera visto jamás. Nadie parecía sentirse bien. En su recorrido por los consultorios coleccionó diagnósticos de fibromialgia, síndrome de fatiga crónica y síndrome del intestino irritable (IBS), para los que los médicos le recetaron antidepresivos y ansiolíticos. Le dijeron que tendría que vivir con todo eso durante el resto de sus días.

Estaba asustada. ¿Y si no pudiera cuidar un trabajo? ¿Cómo haría para mantenerse? Era joven y tenía toda su vida por delante, ¿pero qué tipo de vida le esperaba si no podía siquiera salir de la cama? ¿Así sería? ¿Tendría que sufrir por el resto de su vida?

PROCESO MOTIVANTE

Sus familiares y amigos le sugirieron visitar el Hotze Health & Wellness Center; cuando lo hizo, el doctor Ellsworth le explicó que sus problemas eran reales y no imaginarios. El procedimiento natural que le recomendó –a base de hormonas tiroideas desecadas de la USP, sustitución y equilibrio de hormonas femeninas, tratamiento de fatiga suprarrenal, suplementos vitamínicos y minerales y un programa de alimentación sin levadura–, ofrecía resultados inmediatos.

Luego de varias semanas siguiendo el tratamiento, Jennifer comenzó a recuperar su energía. Por fin pudo descansar mientras dormía. Comenzaron a desaparecer la migraña, fatiga, insomnio y problemas menstruales. Pero lo más importante fue que con el tiempo pudo regresar a trabajar.

Se pone lívida cada que recuerda a los médicos tildándola de hipocondríaca. Lamenta el tiempo que perdió con malos diagnósticos, cuando era el hipotiroidismo –tan fácil de diagnosticar– la causa real de sus problemas. Ahora Jennifer es una abogada apasionada por enseñar a otras personas sobre los efectos del hipotiroidismo y sobre la sencilla forma de corregirlo.

FIBROMIALGIA, SÍNDROME DE FATIGA CRÓNICA Y SÍNDROME DEL INTESTINO IRRITABLE

El CDC estima que más de cinco millones de adultos en Estados Unidos, casi 2% de la población, han sido diagnosticados con o sufren de fibromialgia. Según la Asociación Nacional de Fibromialgia, existen entre 15 y 20 millones de personas que padecen este síndrome. No importa cuál de las organizaciones tiene la razón, el punto es que hay millones de personas que padecen la enfermedad. Algunos estudios indican que entre uno y cuatro millones de estadounidenses sufren de síndrome de fatiga crónica, también conocida como fatiga crónica y síndrome de disfunción inmune (CFIDS). La detección de ambos síndromes gana terreno dentro de la medicina convencional.

Así como Jennifer, estas personas sufren de fatiga debilitante, músculos débiles, dolor en las articulaciones, jaquecas crónicas, hormigueo en las extremidades e insomnio. La fibromialgia y el síndrome de fatiga crónica no fueron reconocidos como problemas médicos reales sino hasta los primeros años de la década de 1990. Antes de eso, a los pacientes se les etiquetaba como hipocondríacos, pues los síntomas de la fibromialgia y fatiga crónica no aparecían en los exámenes de sangre. Aunque hoy en día ambos son considerados casos clínicos, la medicina actual no tiene nada que ofrecerle a los pacientes, a menos que sean medicamentos para paliar el dolor. Como a Jennifer, se les dice que tendrían que vivir con el dolor y la fatiga durante el resto de sus vidas.

La postura de la medicina convencional con respecto a la fibromialgia y fatiga crónica consiste en decirle a los pacientes que tendrán que aprender a vivir con el problema, luego darles medicamentos para ocultar sus síntomas y ensombrecerles la vida en el proceso. A los enfermos no les queda más que aceptar el diagnóstico con los puños cerrados. ¿De qué sirve un diagnóstico sin una solución? Los centros médicos comerciales que atienden problemas de fatiga crónica y fibromialgia cuentan con grupos de apoyo, además explican los síntomas, pero ofrecen pocas esperanzas de curación. Según la medicina actual, la causa de la fibromialgia y la fatiga crónica sigue siendo un misterio.

Aunque hoy en día ambos son considerados casos clínicos, la medicina actual no tiene nada que ofrecerle a los pacientes, a menos que sean medicamentos para paliar el dolor.

¿OTRO MISTERIO MÉDICO?

Por definición, ni la fibromialgia ni el síndrome de la fatiga crónica son males diagnosticables. Un diagnóstico es el proceso mediante el cual se determina la naturaleza y la causa de una enfermedad. Ambos desórdenes son síndromes y la medicina actual desconoce sus causas. Por lo tanto, la verdadera pregunta sería: ¿Cuál es la causa subyacente o diagnóstico de los dos síndromes?

La causa principal de ambos desórdenes es bastante clara. En el Hotze Health & Wellness Center hemos tenido éxito en el tratamiento de la raíz de los síntomas de fibromialgia y fatiga crónica. Al analizar los síntomas de ambos reconocerá el extraño parecido de su causa subyacente, que en realidad es el tema de este libro: el hipotiroidismo.

─────── **SABIAS PALABRAS** ───────

Fibromialgia: el término es una mezcla de tres raíces latinas: *fibro*, de tejido «fibroso», *mi* de «músculo» y *algia*, «dolor».

DIAGNÓSTICOS EN JERGA MÉDICA

Este es el escenario. Visita a su médico por algún dolor muscular y de las articulaciones con la esperanza de descubrir la causa. El doctor, ataviado en su bata blanca asiente mientras le detalla la forma en que el dolor lo atormenta y se refleja en músculos y articulaciones, además de su fatiga. Apunta algunas cosas en su cartilla médica y le ordena hacerse una serie de exámenes de sangre, rayos X, tomografías. En la segunda consulta, el doctor le dice, orgulloso, que sabe cuál es la causa de sus problemas. Respira, aliviado. Luego de una larga pausa, le dice que sufre de fibromialgia.

Piensa que eso suena peligroso, pero al menos sabe que tiene un problema real.

Sin embargo, el único mérito del doctor fue traducir su problema al Latín, valiéndose de una palabra que describe su dolor muscular y de las articulaciones y explicárselo como su diagnóstico. ¿Reconoce esta forma de pensar? Y claro, ahora podrá cobrarle a usted o a su aseguradora por traducir algo del Latín.

Su respuesta debería ser, ¿por qué tengo fibromialgia? ¿Qué la provoca? Le aseguro que el médico no sabrá qué responder y seguro se sentirá ofendido por la pregunta. A muchos doctores no les gusta exhibir su ignorancia.

Y pasa lo mismo con el síndrome de fatiga crónica. Aunque el dolor y la fatiga son reales y muchas veces debilitantes, ni una ni otra son enfermedades en sí, sino más bien *síntomas* cuyas raíces comparten una misma causa subyacente. El dolor muscular y la fatiga son síntomas característicos del hipotiroidismo. La solución para aliviar ambos desórdenes es atacar la causa subyacente de los síntomas, es decir, el hipotiroidismo. Le sorprendería ver los dramáticos resultados que pueden conseguirse si sigue un tratamiento a base de hormonas tiroideas desecadas de la USP.

HISTORIA DE LA FIBROMIALGIA

El Colegio Americano de Reumatología estima que entre seis y 12 millones de personas en Estados Unidos sufren de fibromialgia, de las cuales 80% son mujeres.[77] El número parte con los estimados de la CDC y de la Asociación Nacional de Fibromialgia.

Los síntomas de la fibromialgia han tomado varios nombres durante el último siglo; han pasado de ser reumatismo muscular a neurastenia. Incluso se pensaba que la fibromialgia era una versión de la osteoartritis o una enfermedad autoinmune. Sin embargo, diagnosticar a alguien con fibromialgia sigue siendo un tema controversial.

El término *fibromialgia* se acuñó en la década de 1970, pero no fue sino hasta los años noventa que el Colegio Americano de Reumatología desarrolló los criterios para diagnosticarla. Un dato curioso dentro de la vida de la fibromialgia: se reconoció oficialmente como mal diagnosticable un poco antes de comenzar con los experimentos del medicamento para tratarla, a finales de la década de 1980. Las farmacéuticas comenzaron con su campaña de concientización y mercadeo de la fibromialgia poco tiempo después, al tiempo que lanzaron los flamantes medicamentos para tratar a la «nueva» enfermedad.

SÍNTOMAS DE FIBROMIALGIA Y DEL SÍNDROME DE FATIGA CRÓNICA

Los síntomas de fibromialgia y fatiga crónica son bastante parecidos. La diferencia radica en el lugar en donde aparece.

Quienes padecen fibromialgia suelen quejarse de dolor en general –pero sobre todo en ciertos puntos sensibles del cuerpo– y también de fatiga debilitante. Quienes sufren de fatiga crónica se quejan principalmente de fatiga extrema. Sin embargo, estos desórdenes se acompañan de una variedad de síntomas y diagnósticos como síndrome del intestino irritable (IBS), depresión y ansiedad.

Según la CDC, aunque no se sabe qué detona la fibromialgia, se reconoce por dolor en general, procesamiento anormal del mismo, alteraciones del sueño, fatiga y trastornos psicológicos. Este desorden acarrea otros síntomas:

- rigidez matutina

- hormigueo y adormecimiento de manos y pies
- dolores de cabeza, incluso migrañas
- síndrome del intestino irritable
- problemas de pensamiento y de la memoria (a veces llamada «fibroniebla»)
- periodos menstruales dolorosos y otros síndromes dolorosos

Para emitir un diagnóstico clínico y determinar la gravedad de una fibromialgia se utilizan los criterios establecidos por el Colegio Americano de Reumatología (ACR) en 2010.[78] El diagnóstico se basa en:

- índice de dolor generalizado (WPI) ≥7 y una gravedad en la escala sintomática (SS) ≥5 o WPI 3-6 y SS ≥9
- los síntomas se mantienen fijos, sin disminuir, por más de tres meses
- el paciente no presenta algún otro desorden que explique el dolor

DIAGNÓSTICO DEL SÍNDROME DE FATIGA CRÓNICA

Para que la CDC emita un diagnóstico de síndrome de fatiga crónica deben cumplirse los siguientes tres criterios:

1. Que la persona lleve seis meses consecutivos o más con fatiga crónica, no provocada por esfuerzo excesivo o cualquier otra condición médica asociada a la fatiga (el médico debe descartar dichas condiciones luego de aplicar las pruebas).
2. Que la fatiga interfiera con la actividad diaria y laboral.
3. Que la persona sufra cuatro o más de los siguientes síntomas al mismo tiempo:

- malestar provocado después de algún esfuerzo por más de dos horas
- sueño no reparador
- pérdida o dificultad de memoria a corto plazo y concentración en general
- dolor muscular
- dolor en las articulaciones, inflamación y enrojecimiento
- sensibilidad en las cervicales o ganglios linfáticos axilares
- dolores de cabeza de diferente tipo, patrón o grado
- garganta inflamada recurrente o frecuente

SUPERPOSICIÓN DE SÍNTOMAS DE FIBROMIALGIA, SÍNDROME DE FATIGA CRÓNICA E HIPOTIROIDISMO

Los síntomas de fibromialgia y fatiga crónica rara vez llegan solos. La mayoría de la gente experimenta una combinación de varios y, como pudo ver, suele darse una gran superposición de síntomas de fibromialgia, síndrome de fatiga crónica e hipotiroidismo.

Síntomas	Fibromialgia	Síndrome de Fatiga Crónica	Hipotiroidismo
Rigidez y dolor en articulaciones	X	X	X
Fatiga	X	X	X
Alteraciones en el sueño	X	X	X
Dolores de cabeza/migrañas	X	X	X
Dificultad para concentrarse	X	X	X
Niebla mental/«fibroniebla»	X	X	X
Constipación/intestino irritable	X	X	X
Inflamación	X	X	X
Periodos menstruales con dolor	X		X
Dismenorrea	X		X
Depresión	X	X	X
Ataques de pánico	X	X	X
Ansiedad	X	X	X
Desórdenes en la piel (piel seca, por ejemplo)	X		X

Dolor y debilidad muscular	X	X	X
Náuseas	X	X	X
Mareos	X	X	X
Garganta inflamada	X	X	X
Hormigueo o adormecimiento de extremidades	X		X
Frío en las extremidades	X		X
Pérdida de memoria	X	X	X
Falta de aliento	X	X	X
Incremento en síntomas por alergias	X	X	X
Mayor sensibilidad química	X	X	X
Visión borrosa	X	X	X
Sensibilidad a la luz	X	X	X
Pérdida o aumento de peso	X	X	X
Dolor en el pecho	X	X	X
Escalofríos y sudores nocturnos		X	X
Tos crónica		X	X

MEDICAMENTOS PARA FIBROMIALGIA

Las pruebas a medicamentos para tratar la fibromialgia comenzaron a finales de la década de 1980, y para cuando la medicina convencional le dio el título de enfermedad real, las farmacéuticas estaban más que listas para ejecutar su plan de mercadeo.

No fue coincidencia. Las empresas farmacéuticas sueñan, anhelan, síntomas y enfermedades para poder vender medicinas. Por eso hacen sus propios estudios y manipulan los datos para demostrar que su medicamento es más seguro que cualquier placebo diseñado que hayan inventado.

Como vimos en el Capítulo 7, los supuestos artículos «médicos» que aparecen en los diarios médicos son producto de la pluma de escritores contratados por agencias de relaciones públicas. Luego pagan las firmas para los textos y los comentarios positivos en conferencias a médicos académicos.

El laboratorio Pfizer fabricó Lyrica para tratar ataques epilépticos, aunque la FDA aprobó el medicamento en 2007 para tratar fibromialgia. Eli Lilly se apresuró en conseguir la aprobación del antidepresivo de Pfizer, Cymbalta, para también tratar problemas de fibromialgia, un año después. Las empresas ya tenían sus medicamentos para tratar la fibromialgia, ahora solo les quedaba crear la necesidad en el pueblo estadounidense. La industria farmacéutica es la única que funciona al revés. Tienen que vender la enfermedad antes que el medicamento.

LA PROMOCIÓN DE UNA ENFERMEDAD

Tanto Pfizer como Eli Lilly ayudaron a los estadounidenses a comprender el nuevo desorden. La campaña publicitaria para promover la fibromialgia llevó el disfraz de campaña de sensibilización.[79] Ambos laboratorios donaron más de 6 millones de dólares a grupos sin fines de lucro para que ofrecieran conferencias y armaran campañas educacionales durante los primeros nueve meses de 2008. Los fabricantes terminaron gastando más en la fibromialgia que en las campañas de sensibilización de alzheimer y diabetes, y casi lo mismo que las campañas de cáncer, SIDA y depresión. En 2008, Pfizer y Lilly gastaron las sorprendentes cantidades de 125 millones y 128.4 millones de dólares en publicidad para sus medicamentos para tratar fibromialgia.

Fue redituable venderle la fibromialgia al público en general: los laboratorios han registrado enormes ventas por los medicamentos. Las ventas de Cymbalta, producto de Lilly, aumentaron de 442 millones en 2007, a 3.2 mil millones en 2011; Lyrica de Pfizer estuvo al mismo nivel, pues pasaron de 395 millones en 2007, a 3.4 mil millones en 2011.

Se supone que ambos medicamentos reducen el dolor provocado por la fibromialgia, aunque los resultados, en el mejor de los casos, son mínimos. Los efectos secundarios de estos medicamentos incluyen náuseas, mareos, aumento de peso, constipación, visión borrosa, problemas para concentrarse, somnolencia, inflamación de manos y pies, sensación de estar «drogado» y pensamientos suicidas. Irónicamente, algunos de estos síntomas también reflejan fibromialgia. Y muchas personas que la padecen toman tanto Lyrica como Cymbalta.

MEDICAMENTOS PARA OCULTAR LOS SÍNTOMAS

Quienes padecen de fibromialgia y SFC son blancos fáciles para la industria farmacéutica. La única opción que tienen es seguir tratamientos que ocultan los síntomas, pero la causa principal de sus síntomas, el hipotiroidismo, pasa desapercibido y queda sin tratar, lo que provoca más síntomas y, por consiguiente, la ingesta de más medicamentos. Para cada síntoma existen medicamentos o cirugías. ¿Siente dolor muscular o de las articulaciones? Tómese un antiinflamatorio. ¿Se siente deprimido? Tómese un antidepresivo. ¿Ansioso? Tenemos ansiolíticos. ¿Problemas menstruales? Pruebe pastillas anticonceptivas. ¿Problemas crónicos de menstruación? Quizá sea hora de una histerectomía. Y la historia es la misma para un sinnúmero de problemas. Los medicamentos se multiplican. Desafortunadamente, nadie que se embarque en el carrusel de medicamentos existentes tendrá un desenlace feliz.

El hipotiroidismo puede provocar una serie de problemas de salud, con todos los síntomas de la fibromialgia y síndrome de fatiga crónica. Los médicos siguen diciendo que estos problemas no tienen una causa conocida; a veces, la ilusión de conocimiento impide que resolvamos problemas. En los últimos 120 años, millones de pacientes han tratado los mismos síntomas de estos desórdenes con hormonas tiroideas desecadas.

A Jennifer, la restitución de hormonas, con hormonas desecadas de la USP le permitió recuperar su vida. ¿Y la suya?

RESUMEN

1. La fibromialgia y el síndrome de fatiga crónica son problemas controversiales que se han vuelto comunes en los últimos años.
2. Aunque el sistema médico considera que las causas de fibromialgia y SFC son un misterio, sus síntomas son los mismos que los del hipotiroidismo.
3. La industria farmacéutica ha diseñado medicamentos que ocultan los síntomas de ambos desórdenes, pero no resuelven el problema de raíz.

4. Big Pharma ha promocionado fuertemente ambos medicamentos y los problemas que supuestamente resuelven.

5. Si busca mayor información, visite el sitio electrónico www. hotzehwc.com/FibromyalgiaSymptoms.

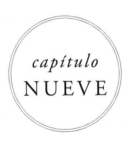

SALUD FEMENINA E HIPOTIROIDISMO

Nunca tuve la intención de construir mi consultorio con el tratamiento de problemas hormonales femeninos. Aunque también atendemos a hombres, 80% de nuestros huéspedes son mujeres.

Mi plan inicial era convertirme en cirujano y, de hecho, pasé un año como residente quirúrgico en el St. Joseph's Hospital, en Houston, Texas. En aquel momento Janie y yo teníamos ya cuatro hijos y precisaba ingresar dinero para vivir, así que incursioné en el área de urgencias en 1977 y me quedé ahí durante cinco años, para luego pasar a la medicina familiar y en Houston. Después, en 1989, comencé a tratar alergias y fundé un pequeño consultorio en Katy, Texas, un suburbio al oeste de Houston, con solo una persona en mi equipo de trabajo. Esta fue la génesis de lo que hoy es el Hotze Health & Wellness Center y sus dos empresas hermanas, la tienda de vitaminas Physician's Preference y la farmacia Hotze de compuestos magistrales, especializada en la preparación de hormonas bioidénticas y que ofrece solo dos medicamentos: fluconazol para tratar la proliferación de levadura y Armour Thyroid. Ahora, estas empresas cuentan con más de 90 integrantes de primer nivel, reclutados para ofrecer un servicio médico extraordinario y atención al estilo Ritz-Carlton a cada uno de nuestros huéspedes.

Durante los primeros tres años, atendí a pacientes con alergias alimentarias y aerotransportadas con una combinación de suplementos vitamínicos, además de algunos pacientes con problemas de proliferación de levadura en los intestinos. En 1992, el doctor Richard Mabray, un obstetra y ginecólogo que atendía pacientes con alergias, me habló de la idea de revisar y detectar problemas de hipotiroidismo en mis pacientes, de tiroiditis autoinmune, para ser más específico. Recomendó que usara hormonas tiroideas desecadas de la USP para tratar a mis pacientes con alergias y eso representó una enorme diferencia en su estado de salud y bienestar. Sin embargo, todavía quedaban algunos pacientes que a pesar de haber mejorado, seguían con síntomas característicos del desequilibrio hormonal femenino.

PATRONES EN MUJERES

Como dije antes, encontré un interesante patrón en mis pacientes femeninas con alergias. Los hombres llegaban con alergias que acarreaban de toda la vida, pero las mujeres presentaban alergias que habían surgido de la nada, de un momento a otro durante la edad media. Padecían problemas de sinusitis, bronquitis, asma, cutáneos y alergias alimentarias. Algunas comenzaron con sus alergias después de dar a luz; otras, con los cambios en sus ciclos menstruales o después de someterse a histerectomías y unas más junto con la menopausia.

Era obvia la relación entre las alergias y los cambios hormonales acaecidos durante la madurez. Sin embargo, yo era alergólogo, no ginecólogo, así que cuando determinaba que alguna paciente padecía problemas hormonales, la enviaba con un especialista.

Un día después de trabajar, en febrero de 1996, mientras revisaba mi correo, se me atravesó una monografía escrita por el doctor Julian Whitaker sobre el uso terapéutico de hormonas naturales. Tomando en cuenta el éxito que tenía al tratar problemas de hipotiroidismo con la sustitución de tiroides natural, me interesó el texto del doctor.

Esa noche llegué a casa y leí el capítulo sobre tiroides natural. El texto confirmó mi experiencia al atender a pacientes con hipotiroidismo. Whitaker señaló que los síntomas, y no los exámenes de sangre, eran la mejor manera de diagnosticar y manejar los problemas de hipotiroidismo, además de que los extractos de tiroides natural desecada, como Armour Thyroid, eran la mejor forma de tratar esta condición tan común, pero no reconocida.

Leí todos los capítulos incluidos en la monografía dedicados a otras hormonas, como estrógeno, progesterona, testosterona, dehidroepiandrosterona (DHEA), pregnenolona y hormona del crecimiento. Hasta ese momento no sabía que pudieran usarse hormonas bioidénticas para tratar los problemas hormonales femeninos.

Para el final de la noche ya había comprendido el potencial terapéutico de las hormonas bioidénticas, un concepto que no me enseñaron en la escuela de medicina. Ahora sabía la diferencia entre las hormonas bioidénticas naturales y aquellas fabricadas por las compañías farmacéuticas.

ENSEÑANZAS DE OTROS

Un viejo adagio que dice: «Cuando el alumno está listo, el maestro aparece.» Yo era un estudiante ansioso. Al día siguiente de haber leído la monografía del doctor Whitaker, cuando entré en la sala número 2 del centro, sobre la mesa de revisión encontré a Larke, una antigua paciente de que se acercaba a los cuarenta años de edad, que me mostró una cinta de audio y me preguntó si quería saber sobre la terapia a base de progesterona natural en voz del doctor John Lee.

«Qué interesante», le dije. «Justo anoche leí sobre la progesterona natural, así que claro que me interesa escuchar lo que el doctor tenga que decir sobre su uso».

Escuché la cinta en el camino de vuelta a casa. El doctor Lee llevaba casi veinte años recomendando progesterona natural a sus pacientes, siempre con magníficos resultados. En la cinta, explicaba cómo el inevitable bajón en la producción de progesterona en el cuerpo de la mujer, que sucede alrededor de los treinta años de edad, podría detonar problemas premenstruales, de reproducción y síntomas de la menopausia.

Los síntomas de las pacientes del doctor Lee eran iguales a los de las mías.

Pensé que la progesterona natural podría ser el eslabón perdido para ayudar a estas mujeres.

Al día siguiente llamé al doctor Lee a su consultorio en California para que me dijera en dónde podría conseguir progesterona natural y me dijo que la encontraría con receta en una farmacia magistral. Unos días después recibí la visita de Phil Pylant, un farmacéutico magistral, que llegó para ofrecerme sus servicios. Resultó ser un farmacéutico reconocido que además le enseñaba a otros a armar fórmulas magistrales. Me dijo que conocía las hormonas femeninas y que podría preparar progesterona natural y estrógenos humanos naturales (estradiol, estrona y estriol) para mis pacientes.

Así sucedió: el estudiante ansioso que quería aprender formas para ayudar a sus pacientes, conoció en tres días a tres maestros diferentes: el doctor Whitaker, mi paciente Larke y el doctor Lee. Mi vida ha transcurrido de esa manera: «Pide y recibirás, busca y encontrarás» (Mateo. 7:7).

TIROIDES Y FERTILIDAD

La progesterona es esencial para equilibrar el estrógeno en la mujer, además de ser bastante útil al momento de corregir el dominio de estrógeno. Al hacerlo, mejora la función tiroidea a nivel celular. El hipotiroidismo femenino suele ser producto del dominio de estrógeno, como se vio en el Capítulo 4. Algunos de los más graves problemas del dominio de estrógeno son cáncer de mama, infertilidad y abortos involuntarios. Tomar suplementos de hormona tiroidea desecada –aunque no sea para todas– puede ser la diferencia entre decirle a su esposo «¡Estoy embarazada!» y, «No sé por qué no puedo quedar embarazada».

La tasa de éxito de las clínicas de fertilidad es de 25%. Eso quiere decir que fracasan en 75% de los casos. No toman en cuenta que la correcta asimilación de hormonas tiroideas por las células es crucial para concebir y mantener un embarazo. Es gratificante ver a tantas mujeres que luego de pasar por tratamientos infructuosos por infertilidad quedaron embarazadas y disfrutan de la dicha de ser madres luego de visitar nuestro centro.

LA HISTORIA DE UNA JUEZA LOCAL

Una importante jueza local llegó al centro para su consulta anual de revisión y, al verme en la recepción, gritó con emoción: «¡Doctor Hotze, ya le conté a todos cómo fue que usted me embarazó!» Sobra decir que aquella afirmación me detuvo en seco. Ya me veía en los titulares del Houston Chronicle: *El doctor Hotze embaraza a jueza local*. Sentí escalofríos al pensarlo. Sus comentarios me hicieron reaccionar de inmediato: «Espere un momento, jueza, yo no la embaracé, fue su marido. Yo solo ayudé a balancear sus niveles hormonales para darle una mayor oportunidad de quedar embarazada». Entonces me explicó que acababa de dar a luz a su primer hijo y se sentía eufórica, pues había consultado con especialistas y como nadie le pudo ayudar, había renunciado a la idea de tener un bebé. Su embarazo fue una grata sorpresa y por lo tanto gritaba elogiándome desde cada rincón. Le atribuyó el éxito al tratamiento que le dimos, especialmente a los suplementos hormonales. ¡Solo hubiera querido que me elogiara de otra forma frente a sus colegas y amigos!

La causa más común de infertilidad y abortos involuntarios es la deficiencia y desequilibrio hormonal, como las tiroideas, sexuales y suprarrenales. Recuerde que trabajan en conjunto y si mantienen su equilibrio, mejoran la función y accionar de las demás.

Aunque no somos una clínica de fertilidad, algunas de nuestras huéspedes que luego de balancear sus hormonas pudieron quedar embarazadas, nos reconocen como una clínica de este tipo. Cuando las hormonas de una mujer son saludables y se encuentran en equilibrio, esta aumenta sus probabilidades de embarazarse.

LA HISTORIA DE ELIZABETH, EN SUS PROPIAS PALABRAS

Soy una persona renovada. Lo digo porque he vuelto a sentirme feliz, saludable, activa, como era antes de sufrir los problemas de una tiroiditis autoinmune, infecciones por levadura, y bajos niveles de progesterona, y eso sin mencionar la incapacidad de varios doctores para arreglarlos.

Siempre tuve problemas hormonales, incluso en mis veintes, y lo difícil era encontrar algún médico que corrigiera mi situación, uno diferente a quienes me recetaban pastillas anticonceptivas, que me provocan reacciones adversas. Mientras no me estresara, durmiera bien y no me enfermara, mis niveles hormonales se mantenían; aunque se disparaban con un poco de estrés, alguna enfermedad, agitación o falta de sueño por días consecutivos. Además, mi esposo y yo teníamos más de diez años intentando con bastante esfuerzo tener otro hijo.

Cómo comenzó

Antes de sentir los síntomas me despertaba a las 4:15 de la mañana para ejercitarme, aunque después comencé a sentirme drogada, o como si estuviese borracha en todo momento. Comencé a sufrir problemas digestivos y graves problemas de reflujo; se me complicaba quedarme despierta durante la hora que hacía hasta el trabajo, aunque hubiera dormido bien. Llegaba tarde al trabajo porque apenas podía salir de la cama. Después de haber madrugado por tantos años, se me complicaba levantarme cada mañana. Regresaba a la casa a comer y enseguida me iba a la cama. A mi jefe en el trabajo y a mi familia en casa les preocupaba porque no era la misma persona que se levantaba temprano y tenía energía durante el esto del día. Y ni hablemos de relaciones sexuales, pues no tenía energía suficiente como para involucrarme en cualquier acción física. Solo quería dormir.

Llegué al límite cuando sin razón aparente aumenté casi 10 kilos en dos meses y apenas podía pensar o caminar en línea recta. Cualquier esfuerzo físico representaba un gran reto. Busqué la ayuda de 11 doctores diferentes, especialistas en diferentes áreas. Algunos me dijeron que no tenía problemas de tiroides u hormonales y otros más quisieron recetarme antidepresivos. Uno de ellos incluso sugirió que buscara ayuda psiquiátrica. Fue entonces cuando leí un artículo del doctor Hotze y supe que los síntomas del paciente al que hacía referencia en el texto eran idénticos a los que yo padecía.

Cambio de rumbo

Visité al doctor Hotze a finales de mayo. Me recetó una terapia de sustitución de hormonas, medicamentos tiroideos, otros medicamentos, vitaminas, minerales y suplementos. Me dijo que siguiera una dieta sin levadura ni azúcar; ambos eran la parte divertida de la comida. Aunque pensé que estaba loco, hice todo lo que se me pidió. Al principio no sabía cómo funcionaría el programa y esperé hasta principios de junio para comenzar con la dieta, pues así tendría tiempo para comprar lo necesario y también, es cierto, prepararme mentalmente para el reto.

En cuatro meses perdí poco más de 10 kilos, pero lo más importante fue que recuperé la energía, vitalidad y la libido que tenía antes de que comenzaran los problemas. Y esto no fue todo, falta la cereza del pastel: luego de 10 años de intentarlo, ¡por fin quedé embarazada! Alrededor del sexto mes de embarazo seguía preguntándole al doctor si estaba seguro de mi embarazo porque yo todavía no me lo podía creer. Mi hijo menor cumplirá cinco años en julio y me ha alegrado tanto la vida, que no puedo imaginarme la vida sin él.

TIROIDITIS AUTOINMUNE Y EMBARAZO

Mucho se ha dicho sobre la intrincada conexión de la tiroides con los demás sistemas hormonales. Sin embargo, es necesario que juntos analicemos una conexión bastante clara: tiroides y embarazo. La mayoría de las mujeres no considera que los problemas con la tiroides sean la causa de sus problemas para embarazarse, aunque es cada vez más común. Durante el embarazo, el cuerpo de la mujer requiere casi 50% más hormonas tiroideas para contribuir al crecimiento del bebé y su desarrollo.[80] Por lo tanto, si no produce o utiliza una cantidad suficiente de hormonas tiroideas, podría sufrir un aborto involuntario. La tiroiditis autoinmune es una complicación adicional.

En uno de los capítulos anteriores hablé de la tiroiditis autoinmune, una condición que ocurre cuando el sistema inmunológico genera anticuerpos tiroideos para atacar a la tiroides. En 2009, el médico Alex Stagnaro–Green, profesor de medicina, obstetricia y ginecología en la escuela de medicina de la Universidad de Touro, en Hackensak, Nueva Jersey, detalló el impacto de la tiroides sobre el embarazo.[81] El estudio buscaba determinar la incidencia de tiroiditis autoinmune durante e inmediatamente después del embarazo. Los resultados revelaron que la incidencia de abortos involuntarios en mujeres con tiroiditis autoinmune pero con niveles de hormona tiroidea normales fue 50% mayor que en mujeres sin anticuerpos tiroideos. Dieciséis por ciento de las mujeres con anticuerpos sufrió abortos involuntarios.[82] Las mujeres con la misma condición también podrían alumbrar prematuramente.

Incluso con niveles de hormona tiroidea normales en la sangre, la tiroiditis autoinmune perjudica la capacidad de las células para utilizar correctamente a las hormonas tiroideas y genera una condición hipotiroidea en las células. En 2006 se llevó a cabo un estudio en Italia[83], en donde los investigadores demostraron que las mujeres con anticuerpos tiroideos que tomaron suplementos de hormonas tiroideas en los primeros meses del embarazo sufrieron cuatro veces menos abortos involuntarios que las mujeres con la misma condición pero que tomaron un placebo. Queda claro que la restitución de hormonas tiroideas aumenta la capacidad de mujeres con tiroiditis autoinmune de mantener un embarazo saludable y dar a luz a un bebé bien desarrollado. Toda mujer embarazada debiera someterse a pruebas de anticuerpos tiroideos, aunque desgraciadamente, casi nunca sucede.

Si su salud comenzó a deteriorarse luego de dar a luz, no está sola. Muchas mujeres comparten la fatiga extrema, infecciones recurrentes, depresión posparto, incapacidad para perder peso e irregularidades en el ciclo menstrual. En lugar de ocultar los síntomas con medicamentos, como pastillas para dormir o antidepresivos, debe atacarse la causa subyacente. Empezaremos con el dominio de estrógeno, pues es esa primera ficha de dominó que comienza a derrumbar una tras otra, síntoma tras síntoma.

DEFICIENCIA DE PROGESTERONA/DOMINIO DE ESTRÓGENO DESPUÉS DEL EMBARAZO

El desequilibrio hormonal desarrollado después del embarazo ocurre principalmente por una fuerte caída de los niveles de progesterona, misma que conduce al dominio de estrógeno. La progesterona es la hormona clave del embarazo, pues impulsa la gestación, a saber, el embarazo, de ahí su nombre. Durante el embarazo, la placenta –que le pertenece al bebé– produce mucha más progesterona que la que normalmente producen los ovarios. Luego del nacimiento del bebé se expulsa la placenta, lo que significa un descenso en los niveles de progesterona. Ahora los ovarios, inactivos durante la segunda mitad del periodo de gestación, deben producir progesterona de nuevo y, si tardan en arrancar y no producen las cantidades adecuadas, el cuerpo podría enfrentarse a algunos problemas. Es una de las típicas causas de depresión posparto, pues se sabe que la progesterona levanta el ánimo.

Cuando bajan los niveles de progesterona después del embarazo, los de estrógeno se mantienen. Por lo tanto, el estrógeno se convierte en la hormona dominante. El dominio de estrógeno se manifiesta antes de la menstruación, mediante síntomas como sensibilidad mamaria, retención de fluidos, aumento de peso, dolores de cabeza, calambres menstruales, periodos densos e irregulares, ansiedad, ataques de pánico o depresión. El dominio de estrógeno también es catalizador de muchos otros problemas hormonales.

Esta condición estimula al hígado a producir altos niveles de TBG, que se adhieren a las hormonas tiroideas y les complica la entrada a las células. Cuando las hormonas tiroideas se adhieren a la sangre por TBG, dejan de introducirse a las células para generar energía. Y en esos momentos en que una mujer necesita sentirse una supermujer para cuidar a su bebé, termina sintiéndose completamente abrumada.

Mis cinco hijas han dado a luz a 12 niños. A cada una le dije que tomara progesterona bioidéntica a la mañana siguiente del parto y todas se sintieron excepcionalmente bien después de dar a luz, sin fatiga ni depresión.

MUJERES Y FATIGA SUPRARRENAL

Del mismo modo en que puede desarrollarse hipotiroidismo después de un alumbramiento, el dominio de estrógeno juega su papel en la fatiga suprarrenal posparto. La alta cantidad de estrógeno que podría existir después del parto también eleva los niveles de globulina fijadora de cortisol, que introduce cortisol en la sangre. El cortisol es la hormona producida por la glándula suprarrenal para lidiar con el estrés crónico. Los altos niveles de esta hormona fijadora reducen el cortisol disponible para entrar a las membranas celulares y activar los receptores dentro de la célula.

Además, el dominio de estrógeno interfiere con la liberación de cortisol de la corteza suprarrenal.

El cortisol está hecho de progesterona, cuyos niveles caen después del embarazo junto con la producción de cortisol. Así que no importa si se impide la emisión de cortisol de la corteza suprarrenal, reduciendo la producción de la hormona, o si la globulina fija el cortisol al torrente sanguíneo, de todas formas terminará en una fatiga suprarrenal.

Al envejecer, las glándulas suprarrenales producen menos cortisol, lo que inevitablemente causa fatiga suprarrenal.

PASOS HACIA ADELANTE

Si dio a luz y padece síntomas de hipotiroidismo o fatiga suprarrenal, busque a un médico con experiencia en el tratamiento de estos problemas y que ofrezca soluciones naturales para corregirlos. El tratamiento por depresión posparto es bastante sencillo, solo necesita recibir cantidades adecuadas de progesterona y hormonas tiroideas desecadas.

Los problemas posparto con la tiroides suelen ser temporales, aunque un tercio de las mujeres que los padezcan seguirán experimentándolos por más tiempo. Sin embargo, aquellas que solo los sufran de forma temporal, seguro los enfrentarán en futuros embarazos.

A las mujeres con la suerte de encontrar a algún médico que evalúe de forma correcta durante y después de sus embarazos la condición de hipotiroidismo posparto, les recetarán Synthroid o algún medicamento equivalente. Si es su caso, asegúrese de pedirle al médico que le recete también tiroides desecada, que contenga tanto la molécula activa T3, como la inactiva, T4. Esto porque el cuerpo podría tener problemas para convertir la molécula tiroidea T4 a la activa, T3. Para obtener los mejores resultados del medicamento, el cuerpo debe recibir lo que más necesita: hormona activa T3.

Es raro que en mi consultorio recetemos alguna de las versiones sintéticas de la T4 por si sola. A veces tenemos pacientes que solo toleran pequeñas dosis de T3, o incluso no la toleran y punto. Para ellos ajustamos el radio de T4 y T3 con fórmulas magistrales de nuestros suplementos tiroideos según sus necesidades.

RESUMEN

1. El dominio de estrógeno puede causar hipotiroidismo, condición que influye sobre la fertilidad y complica el embarazo.
2. El embarazo propicia desequilibrios hormonales que pueden provocar hipotiroidismo.
3. El embarazo puede aumentar la probabilidad del dominio de estrógeno, deficiencia de progesterona y fatiga suprarrenal.
4. El hipotiroidismo podría ser una razón por la que las mujeres sufran de síntomas posparto.
5. Si desea mayor información, visite el sitio electrónico www. hotzehwc.com/HowChildbirthAffectsHormones

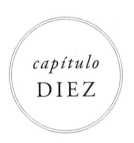

capítulo
DIEZ

TRATAMIENTO DE HIPOTIROIDISMO

LA HISTORIA DE ROBERTO

R oberto aprendió inglés gracias a que todos los días escuchaba sin falta los diferentes programas de la radio. En 1996 esa misma tenacidad y ambición lo trajeron desde Venezuela para trabajar en la industria petrolera y de gas. Durante su acelerada carrera, siguió escuchando la radio y refinando su oído. Roberto escuchó el programa *Health & Wellness Solutions* durante más de diez años, antes recibir el mensaje.

DESACELERACIÓN PREMATURA

A los 46 años de edad, Roberto se sentía ya exhausto. Aunque siempre había sido una persona activa, iba al gimnasio, practicaba deportes y le gustaba sobre todo el Tae Kwan Do, estaba perdiendo fuerza y resistencia. En una de sus consultas de rutina, el médico le recetó Lipitor para tratar su alto nivel de colesterol. Luego de comenzar a tomarla, le pidieron que regresara para hacerse algunos exámenes de sangre. Como venía de una familia plagada de doctores, confiaba en lo que le dijeran. Sin embargo, lo que le decían y recetaban no empataba con su estado. ¿Por qué tantos exámenes de sangre? Luego de algunos meses preguntó por qué tenía que someterse a tantas pruebas. El médico le dijo que la medicina para reducir su colesterol estaba dañándole el hígado. Lo lógico era dejar de tomarla, pues los riesgos superaban a los beneficios. La resistencia física de Roberto había decaído durante los últimos cinco años, así que su problema con los niveles de colesterol lo llevaron a pedir que evaluaran su estado de salud.

Se sentía tan cansado que era lo único que podía hacer para cumplir con la jornada laboral y conservar algo de energía para participar en las vidas de su esposa y dos hijas. Tenía tiempo sin ir al gimnasio o al Tae Kwan Do por culpa del grave dolor muscular. Al terminar el día, exhausto, se dejaba caer sobre la cama, aunque no podía siquiera dormir bien. Su cuerpo simplemente no le permitía hacer todas las cosas que quería.

En uno de sus viajes a Venezuela tuvo una reveladora charla con su padre. Se sentía demasiado cansado luego de trabajar en la granja familiar y, cuando su padre lo notó, le dijo: «Roberto, ¿por qué te sientes cansado? Soy tu *padre*, soy mucho mayor y no me siento así. ¿Por qué eres *tú* quien se siente cansado?». Sabía que su padre tenía razón. En vez de sentirse en la flor de la edad, se sentía viejo. Supo que tenía que tomar cartas en el asunto para recuperar su salud. Entonces recordó mi programa de radio; lo había escuchado durante diez años y en él hablábamos de soluciones para problemas similares a los suyos. Decidió que era hora de tomar las riendas de su salud, así que llamó al centro para concertar una cita.

RESISTENCIA DE VUELTA

Según su cuadro clínico, el doctor Don Ellsworth, quien atendió a Roberto, le recomendó arrancar con un régimen de tiroides natural desecada, testosterona bioidéntica y suplementos vitamínicos y minerales. Además, inició con el plan de alimentación sin levadura, que lo ayudó a perder 14 kilos. A los seis meses había recuperado gran parte de su energía y, luego de un año en el programa, ya se sentía de maravilla. Regresó al gimnasio a levantar pesas, retomó el Tae Kwan Do. Roberto se encuentra mejor que nunca tanto física como mentalmente, en aspectos como toma de decisiones, procesamiento de información, concentración y resistencia física. ¡Ha sido una gran diferencia en su matrimonio y vida familiar! Su dedicación y compromiso con su salud debieran ser un ejemplo para todos. Gracias a que se asoció con un equipo de profesionales de la salud que le dieron el apoyo y herramientas necesarias, pudo mejorar su salud y recuperar su vida.

Roberto pasó por los típicos síntomas del hipotiroidismo, agravados por la pérdida hormonal. Padeció insomnio, niebla mental, fatiga extrema, debilidad y dolores musculares. Además, sus niveles de colesterol se habían disparado, otro síntoma característico del hipotiroidismo. De haber sido una mujer la que se presentara con estos síntomas, el médico quizá le hubiera diagnosticado fibromialgia o síndrome de fatiga crónica y le habría recetado algún antidepresivo. Pero en lugar de eso, a Roberto le recetaron Lipitor, una estatina anti-colesterol, y lo mandaron a casa. No importa el género, la solución del mundo médico es siempre la misma: medicinas, medicinas y más medicinas para ocultar los síntomas y no atacar el problema de raíz.

EL TRATAMIENTO HOTZE

Al igual que Roberto, los demás huéspedes del Hotze Health & Wellness Center llegan luego de haber consultado con varios médicos que les recetaron una serie de medicamentos, la mayoría psiquiátricos. Me atrevería a decir que cerca de 75% de las mujeres que atendemos están tomando, han tomado o les han recetado y se han negado a tomar algún medicamento psiquiátrico, antidepresivo, ansiolítico o peores.

Al no mejorar, nos buscan como último recurso. No sé cuántas personas nos han dicho: «Escuché que ustedes podrían ayudarme. Si no es así, ya no sé qué más hacer.» Y es que los pacientes no buscan solo aliviar sus síntomas, quieren recuperar sus vidas.

Por lo general sucede cuando las mujeres cumplen los cuarenta y las hormonas empiezan a irse al sur. Ya no aguantan el ritmo de vida, tienen que cuidar a los niños. Se les complica funcionar correctamente, no se sienten bien, no duermen, no piensan con claridad. Se olvidan del romance en sus vidas. Se sienten cansadas, con dolores de cabeza, enfermas y todo lo que quieren es meterse en la cama. Además se vuelven malhumoradas, aceleradas, enojonas... y esto amarga sus relaciones con seres queridos. Les pesa no ser las personas que solían ser.

Nosotros las ayudamos a recuperar su salud para que con eso puedan transformar sus vidas. Si transforman sus vidas, mejoran su mundo... de forma natural.

ESCUCHAMOS A TODOS LOS HUÉSPEDES

Cuando los huéspedes nos llaman por primera vez, un representante les explica nuestro programa. Así que, desde el primer contacto, lo escuchamos. De entrada podríamos preguntar: ¿Cómo va su vida? Luego le damos nuestra oferta para saber si empata con lo que busca.

De ser así, el posible huésped responde a un largo cuestionario en línea, que luego revisa un especialista para asegurarse de que todo esté en orden. Estudia su historial médico, familiar y eventos médicos pasados, la queja principal y cualquier medicamento que la persona esté tomando. La información se almacena en un archivo digital.

La primera visita siempre ocurre durante la mañana. El huésped llega al centro para someterse a una evaluación: extraemos un poco de sangre. Hacemos pruebas con electrocardiogramas y de densidad ósea. A las mujeres además les aplicamos termografías mamarias. Luego algún médico consulta al huésped por espacio de una hora y cubre todo su historial haciéndole varias preguntas y escuchando sus respuestas. Esta es quizá la parte más importante del tratamiento: escuchar la historia de cada persona y no desacreditar sus palabras.

Cada huésped puede interactuar con el médico, su asistente o enfermera y embarcarse en una charla transformadora a base de preguntas y respuestas de ambas partes, en donde se determinará cuál es la ruta a seguir para luego diseñar un plan que guíe al huésped por ese camino cuyo destino es la buena salud y el bienestar.

SOCIEDAD PARA CONSEGUIR UN BUEN ESTADO DE SALUD

Los integrantes de nuestro equipo médico fungen como entrenadores y nuestros huéspedes son algo así como atletas de la salud: nuestra meta es clasificarlos a las olimpiadas de la salud y que además ganen una medalla de oro. Podemos ofrecerles un régimen, darle seguimiento, ayudarlos a entrenar y darles consejos y recomendaciones. Sin embargo deben adoptar el programa, pues los logros les pertenecen solo a ellos.

La meta de nuestra charla transformadora es construir una relación, pues cuando recibimos a nuestros huéspedes, no saben bien cuál es su estado de salud. Se sienten solos porque no entienden qué es lo que les pasa. Se sienten aislados no solo de sus médicos, sino también de sus familias, amigos e incluso de ellos mismos. Se han recluido en un capullo y se sienten mal, sin saber qué hacer o a quien recurrir.

Dan Sullivan, uno de mis mentores, me enseñó que debemos fomentar su liderazgo. Nuestra objetivo debe ser darles un rumbo para que tengan claridad de pensamiento, mostrarles y explicarles por qué se sienten de cierta forma. Al desarrollar la relación, los huéspedes pueden sentir confianza, pues tienen a alguien en quien confiar, alguien que no solo fortalecerá su liderazgo, sino que seguirá con ellos y les ayudará en su andar hacia la buena salud y el bienestar, sin medicamentos. Al darles ideas creativas, estamos ayudándoles a desarrollar habilidades para que tomen el control.

Los integrantes de nuestro equipo médico fungen como entrenadores y nuestros huéspedes son algo así como atletas de la salud: nuestra meta es clasificarlos a las olimpiadas de la salud y que además ganen una medalla de oro.

MENOS MIEDOS

Con ideas creativas, ayudamos a nuestros huéspedes a eliminar los peligros a los que les temen, generándoles claridad de ideas, confianza y nuevas habilidades. Llegan pensando que si se sienten tan mal en ese momento, ¿podrán vivir otros cinco o diez años?

¿Qué les preocupa? La televisión los bombardea con problemas como presión alta, ataques cerebrales, diabetes, enfermedades del corazón, cáncer, artritis degenerativa, alzhéimer, depresión. Por lo que sienten que seguro caerán en un abismo de problemas médicos. Sin embargo, podemos quitarles el miedo al ubicarlos en la senda de la buena salud y bienestar y darles claridad mental y confianza en sus nuevas habilidades.

Si reducimos los peligros que perciben, los ayudamos a aprovechar oportunidades en sus vidas para que maximicen sus fortalezas. No solo buscamos que mejores su salud, también queremos ayudarlos a mejorar sus vidas.

RELACIONES CONTINUAS

Contamos con programas permanentes mediante los cuales seguimos en contacto con nuestros huéspedes. Su primera consulta dura cuatro horas y reciben un programa impreso con una carpeta que incluye todo aquello que deben hacer. Nuestros especialistas les hablan sobre vitaminas, sobre su importancia y cuáles deben tomar. Además consultan con nuestro farmacéutico con respecto a las hormonas bioidénticas que les corresponden.

Después, nuestros huéspedes pueden seguir en contacto con nosotros mediante nuestras líneas de atención. Pueden llamar a nuestras enfermeras de lunes a viernes para recibir asesoría sobre algún problema o aspecto relacionado a su tratamiento, ya sea que se trate de alergias, alimentos, levadura, hormonas, vitaminas y minerales o nutrientes. Nuestros especialistas podrán ayudarle a realizar los ajustes necesarios a su tratamiento de forma inmediata, y así no tengan que esperar toda una semana para recibir la llamada de algún médico.

Recibimos cientos de llamadas al día. También respondemos correos electrónicos o publicamos información en nuestro blog y sitio electrónico, principalmente sobre temas de salud o sobre aquello que podemos hacer para mantener a nuestros huéspedes en el camino

hacia la buena salud y bienestar. Esto es importante porque el tratamiento suele significar que se cambiarán algunos hábitos o patrones
de vida o alimentación, algo que podría complicársele a ciertas
personas.

NUESTRA AMPLIA COMUNIDAD

Gracias a las relaciones que forjamos, también organizamos
conferencias con huéspedes entusiastas a quienes llamamos «embajadores». A veces nos acompañan a programas de radio o televisión,
como mi programa de radio de 12 a 1, hora del centro, de lunes
a jueves, en una de las principales emisoras de Houston, KSEV.
Las historias de éxito de nuestros huéspedes suelen motivar a otras
personas; además, algunos escriben sus historias, otros nos organizan
fiestas para gente de su misma área y otros participan en simposios.

En los simposios ayudamos a los huéspedes en sus vidas personales y profesionales para que puedan adoptar los principios que les
ayudarán a cosechar más éxitos. Queremos que ese éxito de conseguir
una buena salud alcance todos los aspectos de sus vidas.

Ofrecemos cursos e información adicional: estamos por lanzar
una universidad virtual de nombre Universidad Hotze, que le
permitirá a nuestros huéspedes estudiar varios conceptos relacionados con la salud en secciones cortas, divididos en temas como los
tipos de hormonas tiroideas que deben tomar, o los síntomas del
hipotiroidismo, historiales, hormonas sexuales y suprarrenales, planes
de alimentación y vitaminas.

Nuestros proyectos educativos incluyen también el aprendizaje
de los gurús del éxito y otros que enfatizan actitudes positivas.
Nuestro equipo lee un libro al mes de autores expertos, motivadores,
como Zig Ziglar, John Maxwell y Jim Collins y llevan más de diez

años haciéndolo, para transmitirle toda esta información a nuestros huéspedes.

TEMAS AMBIENTALES

Encima de todo ofrecemos un ambiente hospitalario para desarrollar esta relación transformadora. En nuestro centro no tenemos personas en batas blancas, uniformes, o zapatos deportivos. Todos visten un buen traje negro. El huésped entra y siente como si acabara de llegar a un hotel de clase, como el Ritz. De hecho, hemos estudiado la filosofía del Ritz y recibimos entrenamiento de su gente.

¿Por qué es esto importante para la salud? Queremos crear un ambiente que cultive un sentimiento de bienestar y satisfaga los deseos y necesidades que no expresan nuestros huéspedes. Queremos que se sientan valorados, honrados. Si alguna vez se ha quedado en el Ritz y lo compara con un Motel 6 o Holiday Inn, entonces me entiende. En el primero le sonríen, lo tratan bien y hasta se acuerdan de su nombre. Siempre están al pendiente y hacen que se sienta especial. Nosotros hacemos lo mismo. Cuando recibimos huéspedes, se sienten especiales, a diferencia de los consultorios médicos, en donde se sienten intrusos. La medicina como profesión no entiende de servicio al cliente, pues no es algo que se enseña en las escuelas. Así que la falta de cortesía se ha vuelto una constante dentro del mundo médico.

MI AMPLIA VISIÓN DE LA MEDICINA

Soy capitalista y no creo en el socialismo, pero si fuese director del área de cirugía, haría que todos los médicos aprendieran sobre hipotiroidismo y comenzaran a atender huéspedes o pacientes con extractos de tiroides desecada y monitorearan los resultados.

También me gustaría ver que los doctores ampliaran su visión con respecto a los problemas endocrinos. Las hormonas son interactivas, especialmente las sexuales y suprarrenales. En nuestro tratamiento se incluyen los tres tipos de hormonas: sexuales, suprarrenales y tiroideas, pues trabajan en conjunto, en sinergia. Los doctores deben entender que la deficiencia y declive hormonal son causas de la mayoría de los problemas de salud en la edad adulta, mismas que, con la edad, derivan en enfermedades degenerativas.

Incitaría a los doctores a no depender tanto en los medicamentos para dejar de ser el país que, con 5% de la población mundial consume 42% del total de medicamentos. Esto no afecta al costo del sistema de salud pública, además del sentido general de bienestar de las personas.

Impulsaría la educación de formas naturales para procurar un buen estado de salud, para corregir desequilibrios o bajones hormonales, sobre hormonas bioidénticas y algo sobre nutrición. Promovería también un movimiento para comenzar tratamientos empíricos, con pruebas terapéuticas de tiroides desecada, o pequeñas dosis para saber si con eso mejoran los síntomas de sus pacientes.

Además, entrenaría a los doctores para que fueran curiosos. Para que se preguntaran el por qué de las cosas y nunca crean en algo solo porque salió de boca de alguien. Que se pregunten, ¿por qué? ¿qué provoca eso? ¿por qué tengo que recetar un medicamento? A base de preguntas fue como llegué al régimen de ocho puntos del que hablé en el Capítulo 1. Comencé con alergias y vitaminas y de ahí pasé a tratar problemas por levadura pues varios de mis pacientes llegaban con infecciones, tomaban antibióticos y luego padecían problemas por levadura que detonaban toda una nueva serie de problemas. Entonces, me ocupada de eso y, si no mejoraban, seguía haciéndoles preguntas. Así llegué a la tiroides, y si a algunos no les

funcionaba, llegaba a las hormonas sexuales, y de ahí a las suprarrenales. Luego descubrí un buen programa de alimentación. Tardé diez
años haciendo preguntas pero al fin desarrollé el programa de ocho
puntos, tal y como lo conocemos ahora. Y con todo, sigo haciendo
preguntas diariamente.

A continuación, algunos aspectos del tratamiento y de nuestro
cuidado que suelen ser útiles para nuestros huéspedes.

¿QUÉ TAN IMPORTANTES SON LOS EXÁMENES DE TIROIDES?

Desde 1973, los médicos consideran que los exámenes sanguíneos para tirotropina (TSH) son la mejor forma para detectar
hipotiroidismo.[84] Pero como vimos en el Capítulo 2, la TSH no es
una hormona tiroidea, sino más bien, una hormona que segrega la
pituitaria para estimular la producción de hormonas tiroideas en la
tiroides. Entonces, la pituitaria regula la producción de hormona
tiroidea. Imagine que la tiroides es una caballo de carreras y la pituitaria su jinete. La TSH es la fusta con la que el jinete azuza al caballo
si siente que este va demasiado lento.

Cuando suben los niveles de TSH, quiere decir que la tiroides
no produce suficientes hormonas tiroideas y que el cuerpo necesita
suplementos hormonales. El rango aceptado de TSH es crítico, pero
como vimos ya en el Capítulo 3, el rango considerado «normal» es
bastante amplio. Además, los resultados pueden variar entre laboratorios, lo que les resta confiabilidad.

No es muy inteligente que el médico confíe solo en los niveles
de TSH, sobre todo si el historial, síntomas y examen físico del
paciente revelan rasgos de hipotiroidismo. En tal caso, lo mejor sería
un periodo de prueba con suplementos de hormona tiroidea.

Miles de hombres y mujeres quedan sin tratamiento por las fallas del examen de TSH. El confiar solo en estas pruebas hace que los médicos se enfoquen en diagnosticar según los números que arroja un laboratorio y no lo que dice el propio paciente. Se asume que la pituitaria y el hipotálamo funcionan correctamente, que no las afecta la edad, toxinas o cualquier otro defecto. Las pruebas de TSH también suponen que las células utilizan cada una de las hormonas tiroideas en la sangre. Hemos demostrado que no siempre es así.

Desgraciadamente, no existe ningún examen de sangre que revele cuántas hormonas tiroideas activas llegan a las células. Sin embargo, algunas de las condiciones descritas, como tiroiditis autoinmune o dominio de estrógeno, fijan las hormonas tiroideas a las globulinas fijadoras de tiroxina en la sangre, impidiendo que las células las utilicen. Es por eso que los pacientes deben considerar los síntomas de sus pacientes como la principal señal al diagnosticar y recomendar un tratamiento.

HORMONA TIROIDEA NATURAL DESECADA

Como vimos en el Preludio, los médicos de la Sociedad Clínica de Londres consideraron al hipotiroidismo (antes llamado mixedema) como enfermedad clínica en 1888. En 1891, el médico inglés George Murray inyectó tiroides de oveja a una mujer de cincuenta y tantos años a la que había diagnosticado con mixedema. La mujer mejoró de forma dramática y eventualmente comenzó a tomar tejidos tiroideos secos (desecados). Vivió hasta 1921.

Con el tiempo, se descubrió que la tiroides porcina desecada (tiroides seca de cerdo) era el tratamiento más económico y corriente para tratar la tiroides. Como se vio, la tiroides natural desecada lleva usándose más de 100 años de forma segura, económica y efectiva. Aunque Armour Thyroid ha sido la hormona tiroidea desecada más común, existen otras mezclas como Westhroid y Nature-Throid, por mencionar solo dos. Las farmacias magistrales también podrían preparar hormona tiroidea desecada de la USP a petición del médico que quiera ajustar la dosis de su receta o bien asegurarse de que no contenga aditivos alérgenos.

¿QUÉ CONTIENE?

La tiroides desecada porcina contiene la prohormona T4, la parte activa, T3, además de T1 y T2, las hormonas tiroideas precursoras que afectan el uso de las otras tiroideas dentro de las células.

¿QUÉ TIPO DE HORMONA TIROIDEA SUSTITUTIVA ES LA MEJOR?

El tratamiento para hipotiroidismo más recetado es Synthroid (levotiroxina sódica). Fue el cuarto medicamento más recetado en 2002, en Estados Unidos; sin embargo, la popularidad de un medicamento no es sinónimo de eficacia.

A mí me enseñaron a usar medicamentos de tiroides sintética, pero cuando hablé con el doctor Mabray en la conferencia de la Sociedad Panamericana de Alergias de 1992, le pregunté por el producto que había usado. Me dijo que trataba el hipotiroidismo con Armour Thyroid, un suplemento natural que creía más efectivo que los productos sintéticos. Aunque lo respetaba, pensé que sería inteligente buscar una segunda opinión. Busqué al doctor Dor Brown, el patriarca y cofundador de la Sociedad Panamericana de Alergias.

El doctor Brown vivía en Fredericksburg, Texas. A pesar de sus más de ochenta años de edad, tenía uno de los consultorios para tratar alergias más grandes del país. Además, era uno de los mejores médicos que conocí. Aunque él estaba certificado como otorrino-laringólogo, cirujano de garganta y oftalmólogo, su consultorio era multifacético. Recibía pacientes de todo el país que buscaban su experiencia con una serie de males clínicos. Como dije en el Capítulo 4, el doctor Brown sentía que el tratamiento con Armour Thyroid era mejor que el sintético porque, decía, «¡Funciona!».

La experiencia que nos han dado los más de 25,000 pacientes con hipotiroidismo que hemos atendido en los últimos 20 años le dio la razón al doctor Brown. Y como los problemas con la tiroides y las alergias van de la mano, he tenido la oportunidad de evaluar a muchos pacientes alérgicos que estaban bajo tratamiento para su hipotiroidismo con tiroides sintética. La mayoría padecieron síntomas característicos de metabolismo lento, incluso mientras tomaban tiroides sintética. Los síntomas de los pacientes desaparecieron cuando comenzaron a tomar tiroides natural desecada, con la dosis apropiada.

TRATAMIENTO ACTIVO

Como dije en el Capítulo 4, muchas personas terminan con-sumiéndose con los productos sintéticos porque solo incluyen la versión sintética de la hormona tiroidea inactiva, T4. Tomar T4 sin T3 es como reemplazar siete de las ocho bujías en el motor del carro. El motor del cuerpo funcionará, pero no como debiera.

En cambio, la tiroides desecada de la USP incluye ambas hormonas tiroideas, T3 y T4, además de nutrientes de la tiroides. Aunque muchos médicos crean que Armour Thyroid, un producto de tiroides desecada aprobado por la FDA, es de menor calidad o potencia, lo cierto es que está fabricado bajo los estándares de la Farmacopea de los Estados Unidos (USP, por sus siglas en inglés). Tanto el material como las pastillas pasan por pruebas analíticas para asegurarse de que cada tanda y pastilla del producto cuente con la misma potencia.

T4 + T3 = BUEN HUMOR

Si se les da la opción, muchos pacientes con hipotiroidismo preferirían tomar un producto de hormonas tiroideas que incluyera ambas, T3 y T4. No es solo mi opinión, es el resultado de un importante estudio publicado en el *New England Journal of Medicine*.[85]

Para el estudio se hicieron dos grupos de pacientes con hipotiroidismo. Uno de los grupos recibió solo hormona T4 durante cinco semanas y luego una combinación de T3 y T4 durante otras cinco. El segundo grupo las recibió al revés. Las cápsulas eran iguales, así que ni médicos ni pacientes sabían qué tomaron primero y qué tomaron después. Los pacientes pasaban por pruebas psicológicas durante el último día de cada periodo de cinco semanas para evaluar su nivel de depresión, ansiedad, ira y otros rasgos, además de pruebas de memoria, atención, aprendizaje y otras funciones.

La combinación de T3 y T4 demostró ser superior a la T4 por si sola en seis de 17 pruebas de humor y cognitivas. Al recibir ambas hormonas tiroideas, los pacientes mejoraron sus síntomas de fatiga, depresión e ira; también obtuvieron mejores resultados en las pruebas de atención, flexibilidad mental y aprendizaje.

Además de salir mejor en las pruebas estandarizadas, los pacientes que tomaron la mezcla notaron una mejora significativa en su humor y síntomas físicos. La mayoría dijo que preferiría tomar el producto que contenía ambas hormonas tiroideas, pues les dio más energía, les permitía concentrarse con más facilidad y sencillamente se sentían mejor.

> *Al recibir ambas hormonas tiroideas, los pacientes*
> *mejoraron sus síntomas de fatiga, depresión e ira;*
> *también obtuvieron mejores resultados en las pruebas de*
> *atención, flexibilidad mental y aprendizaje.*

TIROIDES SINTÉTICA: UNA HISTORIA MANCHADA

Un criterio importante a la hora de elegir algún suplemento de tiroides es su efectividad; aunque su seguridad es igualmente importante. En esto también la tiroides natural ha probado ser superior. Los extractos de tiroides natural desecada se utilizan desde hace más de cien años y la FDA los aprobó en 1939, un año después de la aprobación de la Ley de Alimentos, Medicamentos y Cosméticos (FDC).

A pesar de que la T3 es la hormona tiroidea activa y de que es cuatro (4) veces más activa que la T4, las farmacéuticas comenzaron a fabricar tiroxina sintética porque podían fabricarla a un menor costo. Luego la tiroxina se patentó en marcas de nombres como Synthroid, Levothroid y Levoxyl, mismas que son ya tratamientos aceptados para hipotiroidismo en Estados Unidos. Synthroid entró al mercado en 1955, más de 50 años después de que comenzara a usarse la tiroides desecada. El resto de las tiroides sintéticas entraron poco tiempo después, detrás de enormes campañas publicitarias. Ninguna de ellas pasó por la aprobación de la FDA pues equivocadamente se pensaba que no eran nuevos medicamentos y que sus fabricantes no requerían probar su seguridad o efectividad.

MAYOR ESCRUTINIO

Sin embargo, en 1997, la FDA determinó que los productos de levotiroxina sódica eran nuevos medicamentos y que si los fabricantes querían seguir vendiéndolos, tenían que pedir su aprobación. La decisión se tomó luego de una larga serie de problemas de potencia y estabilidad con los medicamentos. De hecho, entre 1991 y 1997, se retiraron del mercado más de 100 millones de pastillas de medicamentos de tiroides sintética. Se comenzaron a retirar porque los medicamentos sintéticos tenían una menor potencia que la anunciada, o porque habían perdido su potencia antes de cumplirse su fecha de expiración.[86]

A pesar de una historia manchada, los médicos siguen recetando Synthroid y otras marcas de hormona tiroidea sintética, sin conocer los beneficios de hormonas tiroideas desecada de la USP, como Armour Thyroid.

PUBLICIDAD AGRESIVA

Si la hormona tiroidea sintética cuesta el doble y es menos efectiva, ¿por qué siguen recetándola los médicos convencionales? Parecer ser que es gracias a las grandes campañas publicitarias patrocinadas por las farmacéuticas, dueñas de las patentes de estos medicamentos. El 27 de mayo de 2012, los fabricantes de Synthroid, Laboratorios Abbott, recibieron el premio de socio corporativo sobresaliente de la Sociedad Americana de Endocrinología Clínica (AACE, por sus siglas en inglés) en su 21 Congreso Científico y Clínico, en Filadelfia. La AACE ha sido el opositor más fuerte de las hormonas tiroideas desecadas, y ahora sabe por qué. Si las acciones de alguna organización carecen de sentido, busque quién termina recibiendo el dinero.

Las sustancias naturales, como la hormona tiroidea desecada, no pueden patentarse; por lo tanto, los productos no generan la misma cantidad de dinero y las compañías farmacéuticas no destinan millones de dólares para promocionarlas. Es como la historia de David contra Goliat; pero en este caso siempre gana Goliat, o la industria conocida como Big Pharma. Lo único que consiguen las campañas publicitarias es que el paciente se quede solo y trate los síntomas de hipotiroidismo con medicamentos más caros y menos efectivos.

RÉGIMEN TÍPICO

Acostumbramos darles a nuestros pacientes una pequeña dosis de hormona desecada de la USP para comenzar, por lo general 30 miligramos, y aumentamos la dosis durante las siguientes semanas o incluso meses, mientras monitoreamos su mejoría. Además le damos seguimiento a la cantidad de tiroxina libre y TSH en el torrente sanguíneo para asegurarnos de que sigan dentro del rango que consideramos seguro. Y como los rangos de los exámenes de sangre de la tiroides son amplios, no importa si aumentamos la dosis hasta que el paciente alcance un nivel de tiroides adecuado. El proceso se mantiene hasta que hayan desaparecido los síntomas.

CON LOS PIES EN LA TIERRA

Nuestra experiencia dicta que muchos pacientes no alivian sus síntomas por problemas tiroideos luego de tomar tiroides sintética. Hemos evaluado a miles de pacientes con estos síntomas en el periodo en que tomaban estas mezclas sintéticas.

Puede ser que algunas personas mejoren con la tiroides sintética, pero todavía no hemos recibido a alguna en el centro. Recibimos pacientes con síntomas de hipotiroidismo sin resolver o bien que empeoraron luego de tomar tiroides sintética. Lo anterior podría darnos una idea desigual sobre la efectividad de la tiroides sintética, pero nuestra experiencia nos dice que son muchas las personas que no obtienen beneficio alguno de este medicamento sintético.

OPOSICIÓN MÉDICA

Si ingresa la palabra hipotiroidismo en algún buscador de Internet encontrará una multitud de sitios electrónicos y blogs en donde las personas publican sus quejas sobre la inefectividad de la tiroides sintética y celebran los beneficios de la versión natural desecada de la USP. Uno de los mejores sitios es www.thyroid.about. com, administrado por Mary Shomon, quien luchó contra síntomas de hipotiroidismo no diagnosticado durante años. Su vida cambió luego de un tiempo, cuando un médico le recetó tiroides desecada. Lleva más de diez años dedicada a difundir información sobre el tratamiento alternativo a base de tiroides desecada, que algunos médicos desconocen o simplemente no consideran.

Desafortunadamente, cuando los doctores escuchan que sus pacientes se quejan sobre su hipotiroidismo o sobre la inefectividad de los productos tiroideos sintéticos, pretenden no escucharlos y alegan que los exámenes de sangre revelan que su hipotiroidismo ha sido curado. Son los mismos médicos que luego les dicen que están envejeciendo y les sugieren acostumbrarse. Y si el paciente se queja demasiado, entonces le dicen que el problema es psicológico, que están pasando por una depresión, y les recetan algún antidepresivo.

¿Por qué la mayoría de los doctores no escuchan las quejas de sus pacientes sobre el tratamiento a base de tiroides sintética? ¿Por qué no consideran que quizá el tratamiento es inefectivo y prueban con tiroides desecada de la USP?

No basta con tomar suplementos de hormona tiroidea para mantener una función tiroidea saludable. Existen varios factores que afectan la forma en que se procesa la hormona y cómo la utiliza el cuerpo. El desequilibrio hormonal rara vez aparece por si solo, suele ir acompañado de otras piezas que conforman el rompecabezas de la tiroides.

LA IMPORTANCIA DE LA CONEXIÓN ENTRE LA TIROIDES Y LAS GLÁNDULAS SUPRARRENALES

Al considerar algún tratamiento, es importante tener en cuenta la influencia de las glándulas suprarrenales sobre la condición de la tiroides, según vimos en el Capítulo 4:

- Las glándulas suprarrenales absorben estrés. No pueden sobrecargarse y el estrés crónico, la sobreestimulación o cualquier trauma intenso podrían agotarlas.
- No solo producen cortisol, sino también andrógenos como la DHEA, que estimulan o controlan el desarrollo o mantenimiento de los rasgos masculinos. Las glándulas suprarrenales también fabrican aldosterona, que mantiene la presión sanguínea y equilibra las sales del cuerpo y los niveles de potasio.
- Varias hormonas dirigen la cascada hormonal. Si una falla, el resto de hormonas en la cascada dejan de funcionar de forma correcta. El cortisol, DHEA y aldosterona son parte de esta y operan en sinergia con la tiroides.
- La fatiga suprarrenal suele ocurrir junto con el hipotiroidismo y por lo mismo coinciden muchos de sus síntomas. Ya que las hormonas tiroideas y suprarrenales hacen equipo, la insuficiencia suprarrenal podría agravar los síntomas del hipotiroidismo. Las hormonas tiroideas podrían aumentar la energía de la persona y reducir algunos

síntomas. Sin embargo, las glándulas suprarrenales podrían agotarse y detener por completo la producción de energía.

- La solución no es tomar más hormonas tiroideas, sino un apoyo suprarrenal con pequeñas dosis de cortisol. Según mi experiencia y la del doctor Jefferies, pequeñas dosis de cortisol bioidéntico incrementan la resistencia a infecciones. Además, ayudan al cuerpo a utilizar las hormonas tiroideas. El cortisol natural es especialmente útil para pacientes con tiroiditis autoinmune.

- Igual que con otras condiciones autoinmunes, la tiroiditis autoinmune surge cuando las glándulas suprarrenales se encuentran estresadas, sobre todo después del embarazo o durante la menopausia. Según el libro del doctor Jefferies, el cortisol natural reduce los niveles de anticuerpos tiroideos y aumenta la efectividad de las hormonas tiroideas.

- La fatiga suprarrenal también puede ser la causa subyacente del síndrome de fatiga crónica y de la fibromialgia.

ALERGIAS

Las alergias crónicas suelen ser una de las características del hipotiroidismo y de la fatiga suprarrenal. Una alergia es una reacción anormal del sistema inmunológico ante sustancias en el entorno. Por lo general, los pacientes alérgicos muestran:

- frecuentes dolores de cabeza
- resfriados o infecciones
- fatiga
- síntomas nasales como estornudos, escurrimiento, goteo o comezón

- síntomas en los ojos, como comezón, lagrimeo, inflamación u ojeras
- sinusitis recurrente o crónica
- tos o bronquitis crónica
- asma
- infecciones recurrentes en los oídos
- eccema, erupciones en la piel, comezón y urticaria
- infecciones recurrentes por levadura
- indigestión, inflamación, constipación y diarrea

Los síntomas que aparecen por temporadas podrían reflejar alguna alergia. Y si en su familia existen casos de alergias, es probable que también tenga historial de hipotiroidismo. El tratamiento desensibiliza al organismo ante las alergias aerotransportadas más comunes, como aquellas transmitidas por hierbas, el polen de árboles o pasto, ácaros de polvo, esporas de moho y caspa de animales. La terapia de desensibilización incita al sistema inmunológico a crear anticuerpos para bloquear a los alérgenos y no oculta los síntomas, como los antihistamínicos y descongestionantes.

DESENSIBILIZACIÓN CONTRA ALÉRGENOS

Los alérgenos pueden identificarse mediante pruebas cutáneas o exámenes de sangre. Para comenzar a desensibilizar al cuerpo se toman gotas de una mezcla personalizada. El tratamiento es sublingual; es decir, puede tomar las gotas debajo de la lengua en vez de inyectarse la mezcla. ¡No más inyecciones!

VÍNCULO CON EL HIPOTIROIDISMO

Debido al debilitamiento del sistema inmunológico, las personas con hipotiroidismo corren un mayor riesgo de contraer alguna alergia o infecciones. Nuestro método normaliza el sistema inmunológico, encargado de producir las reacciones alérgicas. Optimizamos la función tiroidea y suprarrenal mientras desensibilizamos al sistema inmunológico ante los alérgenos aerotransportados más comunes.

Muchas mujeres sin historial de alergias comenzaron a padecerlas al poco tiempo de dar a luz o durante la edad media. Al escuchar a mis pacientes pude establecer la relación entre el desequilibrio hormonal y el comienzo de las alergias. Esto suele darse durante las etapas de transición hormonal en las mujeres, sobre todo después de un alumbramiento. Entonces, para poder tratar alguna alergia, primero hay que enfocarse en los problemas hormonales.

TRATAMIENTO PARA ALERGIAS ALIMENTARIAS

Las alergias alimentarias son bastante comunes entre los pacientes con hipotiroidismo. Para encontrar los alimentos dañinos es necesario implementar un programa de eliminación y rotación de alimentos para controlar las alergias. Se empieza con un mes sin alimentos detonadores, basándose en los siguientes, a menos que provoquen alguna reacción:

- pollo
- pavo
- res
- puerco
- pescado
- cordero

- vegetales frescos
- frijoles
- arroz
- papas
- ensaladas con aceite de oliva virgen, prensado en frío

Siga la dieta durante un mes y luego vaya agregando un nuevo alimento cada dos días, siempre en su forma más pura. Esté al pendiente de cualquier síntoma y use gotas sublinguales para controlar cualquier reacción alérgica. Si no aparece ningún síntoma, consuma ese alimento cada cuatro o cinco días.

HORMONAS SEXUALES

Con la edad no solo bajan los niveles de hormonas tiroideas y suprarrenales, sino también las sexuales. La mayoría de las mujeres cree que la menopausia es algo repentino, pero en realidad tarda 15 años gestándose debido a los descensos de hormonas femeninas, especialmente de progesterona, asociada a periodos menstruales anormales y sangrado intermenstrual. Como vimos, cortisol, estrógeno y progesterona trabajan junto con la hormona tiroidea, y cualquier desequilibrio entre las hormonas sexuales y suprarrenales podría afectar la función tiroidea y el uso que las células hagan de las hormonas tiroideas.

El dominio de estrógeno hace que el hígado produzca TBG y evita que las células asimilen hormonas tiroideas apropiadamente y generen energía. Para equilibrar el dominio de estrógeno se necesita progesterona bioidéntica.

Los hombres no se salvan de esto, pues les toca sufrir el descenso de testosterona, conocido como andropausia. El cambio hormonal ocurre gradualmente en los hombres, de tal forma que en algún punto, al analizar los años pasados, se dan cuenta de que han perdido algo. Quizá sea que su iniciativa e impulso no son los de antes o quizá su resistencia física haya caído. Lo único que los hombres obtienen de la andropausia es una llanta alrededor del estómago. Lo único que nosotros hacemos es restituir las hormonas perdidas. Sé que suena demasiado sencillo como para resolver un problema complejo, pero como dije antes, la mayoría de las veces la medicina no es tan complicada como la física nuclear, sino más bien es cuestión de sentido común.

PRESCRIPCIÓN DE PROGESTERONA

Cada mujer es diferente y tiene su propio sello hormonal, así que las dosis dependerán de cada una. Las mujeres premenopáusicas toman progesterona bioidéntica durante los días 15 a 28 de su ciclo menstrual. Las mujeres posmenopáusicas la toman todos los días. La dosis es diferente porque al envejecer los niveles de progesterona caen con mayor velocidad que los de estrógeno. Así que a mayor edad, mayor desequilibrio entre los niveles de estrógeno y progesterona.

PROLIFERACIÓN DE LEVADURA

Sabe que la candida albicans es un tipo de levadura u hongo que suele aparecer en la piel, boca, garganta, intestino o vagina. Los antibióticos matan a las bacterias buenas del intestino, lo que permite que la levadura crezca y prolifere sin control.

Si además de los antibióticos ha consumido carnes o lácteos inyectados con antibióticos, tomado píldoras anticonceptivas o esteroides, correrá un mayor riesgo de sufrir proliferación de levadura. También el cloro, fluoruro y medicamentos antiinflamatorios no esteroideos (NSAIDS) como aspirinas o ibuprofeno, matan bacterias buenas del tracto intestinal y, si se suman a una dieta azucarada, proliferarán las bacterias de candida, hongos, micoplasma y anaeróbicas en el intestino.

Todo lo anterior propicia la proliferación de levadura o candidiasis, que podría afectar virtualmente a todos los órganos del cuerpo, provocando con eso una multitud de síntomas negativos, incluidos aquellos peligrosos para la tiroides. Estos organismos liberan químicos neurotóxicos al torrente sanguíneo, que dañan al hipotálamo y alteran la producción de la tiroides. La candida también agrava la tiroiditis autoinmune con la alteración del sistema inmunológico, lo que provoca que ataque a otros órganos del cuerpo.

SOLUCIÓN PARA LA LEVADURA

Para asegurar que la salud de su tiroides y tracto digestivo no se haya visto afectada, es necesario remover el exceso de levadura del sistema gastrointestinal.

El método que utilizamos para deshacernos de la levadura es casi tan parecido a arrancar la mala hierba del jardín. El primer paso es matar la levadura con un medicamento antifúngico llamado Nystatin. El Nystatin se ha estado utilizando por más de 50 años; es seguro y efectivo para expulsar la levadura del colon. Además, no se absorbe totalmente ni afecta a las bacterias positivas que habitan en el colon. También se puede tomar fluconazol para eliminar la levadura en el revestimiento del colón.

El segundo paso es prevenir que la levadura arraigue en el cuerpo. De lo contrario, aunque gane la batalla, terminará perdiendo la guerra. Recomendamos una dieta sin levadura y sin granos para eliminar las fuentes alimentarias de levadura y otros hongos, vinagre y otros productos fermentados, además de azúcares y carbohidratos que nutren a la levadura. Nuestro libro de cocina, *The Hotze Optimal Eating Program*, sirve para guiar a nuestros pacientes por la dieta, además de darles deliciosas recetas adheridas al plan de alimentación.

El tercer paso para eliminar la levadura del cuerpo es la restitución de bacterias positivas. Es necesario recuperar todas las bacterias que el consumo de antibióticos de una vida se encargó de destruir. Recomendamos tomar probióticos como Lactobacillus acidophilus para acumular bacterias buenas.

Invitamos a nuestros huéspedes en el Hotze Health & Wellness Center a seguir un plan de alimentación sin levadura durante dos a tres meses para asegurar el éxito del tratamiento. Con esto no solo se elimina el azúcar de la dieta y se reduce la inflamación del cuerpo, sino que también remueve la fuente de posibles toxinas que inhiban la función de la tiroides.

VITAMINAS Y MINERALES

¿Sabía que puede impulsar su función tiroidea con solo añadir vitaminas y minerales a su régimen de suplementos? Un buen estado de salud parte de una buena base de vitaminas y minerales. A continuación, algunos elementos que debería incluir:

Multivitamínico de calidad: el primer paso es encontrar alguno sin alérgenos, materiales peligrosos o azúcares y que contenga complejo B sin hierro añadido. Las vitaminas del grupo B mejoran la oxigenación celular y la energía, además de ser necesarias para la correcta digestión, función inmune, formación de glóbulos rojos y función tiroidea.

Vitamina D: muchos pacientes con hipotiroidismo sufren de bajos niveles de vitamina D, lo que aumenta el riesgo de contraer graves enfermedades, como cáncer, enfermedades del corazón y osteoporosis. Pídale a su médico que revise sus niveles de 25-hidroxi vitamina D y que aumente los niveles de vitamina D.

Aceite de pescado: los estadounidenses consumen demasiados ácidos grasos omega-6 pero no los suficientes omega-3. El aceite de pescado es una magnífica fuente de ácidos grasos omega-3, que son necesarios para el correcto funcionamiento de la tiroides.

Yodo: el hipotiroidismo provocado por la deficiencia de yodo está caracterizado por el bocio o el agrandamiento de la tiroides. Aunque esto ya casi no sucede por el consumo de sal yodada, la mayoría de los estadounidenses todavía tienen bajos niveles de yodo en sus sistemas, lo que afecta a la salud de su tiroides. La hormona tiroidea necesita yodo, y el suplemento podría estimular la producción de hormonas tiroideas.

El fluoruro, cloro y bromo son halógenos comunes que se encuentran en los alimentos y en el agua. Estos átomos son de la misma familia que el yodo e impiden la asimilación del mismo. He ahí otra razón para tomar suplementos de yodo.

Selenio: es un antioxidante que ayuda a convertir la hormona tiroidea inactiva T4, a su versión activa, la T3 mediante la eliminación de las toxinas peligrosas en las células que dificultan la conversión.

Tirosina: los bajos niveles del aminoácido L-tirosina en la sangre suelen asociarse al hipotiroidismo. Este aminoácido es la columna vertebral de la hormona tiroidea; así que es necesario asegurarse de que el cuerpo tenga una cantidad suficiente del mismo.

RESUMEN

1. En el Hotze Health & Wellness Center nos distinguimos por escuchar a nuestros huéspedes, realizar una evaluación clínica completa, considerar a nuestros huéspedes como socios en el viaje

hacia un buen estado de salud, preguntar y tratar a las personas con la máxima hospitalidad, construir toda una comunidad y brindar oportunidades de aprendizaje y apoyo.

2. No debe confiar en los exámenes de tiroides.

3. Nuestra experiencia clínica nos dice que la tiroides natural desecada es superior a la tiroides sintética. Un tratamiento completo de hipotiroidismo considera la conexión tiroides-glándula suprarrenal, alergias, hormonas sexuales, proliferación de levadura y suplementos nutricionales.

4. Si busca mayor información, visite el sitio electrónico www. hotzehwc.com/TreatmentProgram.

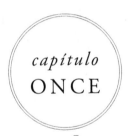

DESPUÉS DEL TRATAMIENTO: UNA VIDA DE BIENESTAR

D ecidí pasar tiempo con los hombres y mujeres que han sido huéspedes del Hotze Health & Wellness Center para seguir difundiendo las noticias sobre la revolución del bienestar con la que estamos comprometidos. Ellos, la mayoría aficionados al método, se han encargado de contarle a su comunidad, a familiares y amigos, a conocidos sobre el impacto que el tratamiento de la tiroides y otras más tuvieron en sus vidas y en su estado de salud. Como dije en el último capítulo, son nuestros embajadores. Muchos de ellos mejoraron su salud de forma dramática y transformaron sus vidas, cambiaron sus mundos, todo de forma natural. Otros han experimentado una notoria mejoría y van rumbo a la buena salud y bienestar. Sin embargo, algunos han mejorado y luego recaído en hábitos nada saludables, por lo que deben «recomprometerse» a llevar una vida con diferentes hábitos de salud. Esto me lleva al siguiente punto.

Dios creó su maravilloso cuerpo. Lo dotó de un increíble poder regenerativo para curarlo y dejar que florezca. Con los años, los cambios corporales y en la vida en general afectan nuestra salud. Eso quiere decir que a partir del inicio de su tratamiento, su cuerpo necesitará de diferentes cosas, por lo que será necesario ajustar las dosis de hormonas tiroideas bioidénticas y los suplementos nutricionales, también que escuche a su cuerpo y hable con su médico y su equipo para hacer los cambios cuando sea necesario.

PERFECCIONAMIENTO DEL TRATAMIENTO

Si podemos dirigir y guiar el programa de suplementos tiroideos a largo plazo es porque escuchamos a cada paciente. Existen casos en los que nos dicen que su programa iba de maravilla hasta que de pronto, algo cambió. Cuando esto sucede, nuestros especialistas les hacen las siguientes preguntas para determinar si es necesario reducir o aumentar la dosis de tiroides o cualquier otra hormona bioidéntica:

1. ¿Qué cantidad de hormona tiroidea tomaba cuando aparecieron los síntomas?
2. ¿Añadió o dejó de tomar suplementos, medicamentos, hormonas o bien aumentó o redujo sus dosis?
3. ¿Qué dosis de medicamento tiroideo funcionó y por cuánto tiempo para aliviar los primeros síntomas?
4. ¿Se enfrentó a situaciones de estrés como matrimonios, divorcios, embarazos o similares?
5. ¿Está tomando algún nuevo medicamento?

A menudo encuentro que las respuestas a las preguntas nos dan la información necesaria para identificar la mejor solución. Como cada persona es diferente, la solución será específica para cada una. A continuación, algunos síntomas o señales que podrían aparecer por la cantidad de hormona tiroidea utilizada:

ARRITMIA CARDIACA Y CORAZÓN ACELERADO

Cuando los huéspedes responden bien al protocolo tiroideo y me dicen que sienten un aumento en su ritmo cardiaco o en sus palpitaciones, quiere decir que tenemos que reducir la dosis de medicamento tiroideo. En ocasiones el problema se resuelve si dejan de tomar el medicamento hasta que desaparezcan los síntomas y luego lo retoman con la misma dosis.

PROBLEMAS PARA PERDER PESO

Una persona con un buen estado de salud no suele tener problemas para mantener su peso ideal. Por lo tanto, cuando alguien comienza a batallar con el peso, quizá necesite ajustar la dosis de suplemento de tiroides. Vemos estos casos en huéspedes que llevan años siguiendo el plan de alimentación y tomando suplementos hormonales sin problema alguno. Al envejecer, el cuerpo podría necesitar una mayor cantidad de hormonas para mantenerse a tono. Es natural que una persona de 55 años de edad necesite más hormonas tiroideas que alguien de 35. Por eso le hacemos preguntas al huésped, para asegurarnos de que haya seguido un programa de alimentación nutritivo y balanceado. Si así fue, le permitimos aumentar la dosis de a poco, hasta que su metabolismo se acelere lo suficiente como para mantener un ritmo de vida activo y saludable.

LA HISTORIA DE AMY, EN SUS PROPIAS PALABRAS

Desde niña tuve problemas con mi tiroides. Creo que fue a los once o doce años que una Navidad le pregunté a mamá por los productos de Jenny Craig, porque a pesar de practicar tres o cuatro deportes al año, tenía problemas con mi peso. Era bastante activa, pero de todas formas me preocupaba. A pesar de seguir haciendo deporte hasta la universidad, seguía con el mismo problema. Y fue empeorando con la edad.

Diagnóstico oportuno, pero sin solución

A los 16 años me recetaron una pequeña dosis de Synthroid, luego de haber confirmado que padecía problemas de tiroides. Fue difícil convencer a los médicos porque sentían que aunque mis números se encontraban en la parte baja de la escala del 1-10, seguía siendo una persona activa. Tomé el medicamento durante muchos, muchos años, pero sin llegar a ningún lado. Pasaban los años y mi salud empeoraba.

En 2003 comencé a consultar con especialistas porque los médicos no podían encontrar la raíz de mi problema. También comencé a tomar medicamentos para tratar la prediabetes. Mi páncreas trabajaba veinte veces más que el de una persona normal; tenía problemas con el hígado. Tenía problemas de salud en general y mi cuerpo estaba por apagarse. En total visité a once especialistas, casi todos del Centro Médico de Houston, y ninguno pudo descifrar cuál era mi problema.

Terminé en el Hotze Health & Wellness Center porque tenía dos años viendo a una de las especialistas y sentí una cierta mejoría con ella, hasta que me dijo que me sucedían tantas cosas que no podía identificarlas todas, que tendría que ver a alguien más porque ella ya había hecho todo lo que estaba a su alcance.

Serie de dificultades

Las recomendaciones de esta doctora me ayudaron, pero una de las medicinas que me recetó, Merformin, advertía sobre diez posibles efectos secundarios y terminé padeciéndolos todos.

Diariamente sufrí dolores de cabeza, calambres, gases, diarrea, malestar estomacal. No era nada lindo. Pero con todo y eso, comencé a sentirme un poco mejor. Y digo «un poco» porque en realidad me estaba cayendo a pedazos. Pensé que si así era la vida, prefería no seguir viviendo. Ya no podía despertarme por mi cuenta, necesitaba cuatro o cinco despertadores sonando al mismo tiempo para poder levantarme de la cama. Luego me metía a la ducha, pero me quedaba dormida dentro. Al salir, mientras me vestía para irme al trabajo, volvía a quedarme dormida. Era complicadísimo levantarme y salir de casa. Y además de los problemas con la tiroides, tenía insuficiencia suprarrenal completa. Aunque eso no lo supe sino hasta que me examinó el doctor Sheridan.

Ningún otro médico me había sometido a prueba alguna. Me sentía exhausta y encima de todo aumenté mucho de peso. Cada día comía apenas, literalmente, una o dos ensaladas y algo de fruta. Bastante saludable, pero de todas formas aumentaba casi tres kilos por semana. Retenía tantos líquidos que se me complicaba moverme; pasaba el día inflamada y adolorida. Almacenaba todo en el cuerpo. El doctor Sheridan me explicó después que mis problemas con la tiroides crearon un efecto dominó; es decir, que los problemas con el metabolismo provocaron problemas con mi función suprarrenal, que desencadenó a su vez problemas con el hígado.

No sabía qué hacer porque incluso la doctora no sabía con quién enviarme. Mi vida era un desastre. Trataba de aprobar la segunda oposición para abogada del estado, también trabajar, pero mi vida era miserable. Me deprimí, aunque cada día luchaba por no hacerlo o simplemente por mantenerme despierta. Llegué al punto de tener que dormir una siesta en la hora de la comida y luego otra al salir de la oficina porque, si no lo hacía, no podría llegar a casa. Y no importaba si dormía ocho, diez horas o incluso doce; no rendía. Mi cuerpo estaba extinguiéndose y ya no tenía vida fuera del trabajo.

Atención médica

Cuando por fin llegué a consultar al Hotze Health & Wellness Center fue prácticamente un caso de urgencias. Dudé antes de venir, pero al final decidí que tenía que intentarlo.

El doctor Sheridan se tomó el tiempo de escuchar mi historia. Por los varios problemas que me aquejaban, decidimos atacarlos uno por uno, a paso lento y sumando apoyos gradualmente. Cambió mi dosis de Synthroid por Armour Thyroid inmediatamente y a las dos semanas noté una enorme mejoría. ¡A la dos semanas! Cuando aparecieron los resultados, sentí como si estuviera viendo la luz al final del túnel y avancé a toda velocidad. Durante las siguientes semanas fuimos añadiendo un poco más a la dosis de medicamento tiroideo. Luego me recomendó el cortisol y poco a poco fuimos sumándolo al tratamiento. También comencé a tomar progesterona pues había desarrollado enfermedad de ovario poliquístico. Durante todo el tratamiento seguí una alimentación sin levadura, pues estaba determinada a cumplir con mi objetivo. Fui aumentando de peso desde la preparatoria, pero luego de un año con el doctor Sheridan ¡bajé treinta kilos!

Una de las cosas que más valoro del Centro del doctor Hotze es que se ajustan a los cambios en mi vida y a mis síntomas. Durante aquel primer año estuve siempre en contacto con las enfermeras para hacer los pequeños ajustes necesarios en mis suplementos. Les contaba lo que sentía, me escuchaban y hacían muchas preguntas. Luego evaluábamos las dosis de suplementos hormonales y tomábamos juntas la mejor decisión. Siento como si tuviera un socio de por vida en el camino de la buena salud.

La historia de Amy ejemplifica a la perfección la forma en que se trabaja para conseguir un buen estado de salud; es decir, la comunicación con el equipo médico para resolver problemas ocasionales rápidamente. Durante el proceso de restitución hormonal podrían resurgir algunos síntomas, como fatiga, pérdida de cabello, dificultad para perder peso, depresión, palpitaciones del corazón. Y suelen aparecer años después del exitoso arranque del tratamiento, aunque bien podrían llegar antes. En cada caso, el problema se resuelve con algún pequeño ajuste a la dosis original o con la inclusión de algunos nutrientes para restaurar el balance hormonal, tal y como sucedió y sigue sucediendo en el caso de Amy.

CONCLUSIÓN

A estas alturas debe haber quedado claro que el hipotiroidismo es responsable de toda una serie de graves condiciones que pueden reducir la calidad de vida y, en muchos casos, acortarla.

No deja de sorprenderme que, luego de tantos años, siga teniendo tantos pacientes con una variedad de problemas de salud mal atendidos por sus médicos. Les recetan de todo, desde estatinas hasta antidepresivos para ocultar los síntomas, siempre con efectos secundarios.

Desafortunadamente solemos ser el último recurso de nuestros huéspedes. Lo bueno es que, cuando llegan, podemos ayudarlos.

Escribí este libro para darle la información necesaria para hacer cambios sustanciales y saludables en su vida. El tratamiento a base de suplementos tiroideos, recetados y supervisados por un médico, pueden cambiar la vida de las personas.

En el Hotze Health & Wellness Center tenemos la meta de transformar vidas.

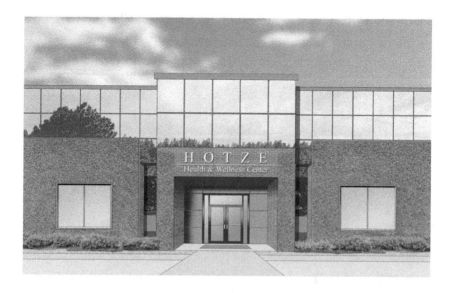

Sabemos que cuando las personas recuperan su salud, también recuperan a sus familias y su vida. Un día llegaremos a un punto de inflexión en donde la comunidad médica reconocerá que los fármacos no son la mejor solución para mejorar la salud. Pero hasta que eso suceda, seguiremos con la revolución del bienestar, educando y motivando a las personas, una por una.

SU PROPIO CAMINO A SEGUIR

Las historias que aparecen en el libro son verdaderas. Aunque muchos de los pacientes sufrieron durante varios años hasta que por fin se les diagnosticó su problema, pudieron mejorar dramáticamente y ahora viven sus vidas de forma ejemplar. Usted tiene su propia historia y espero que también recupere su salud, transforme su vida y mejore su mundo de forma natural.

¿Padece hipotiroidismo? En el Apéndice A encontrará una lista de elementos que le permitirá comenzar con el proceso de descubrimiento.

Mi meta es que, si nos vemos dentro de un año, ya se encuentre en el camino de la salud y el bienestar para que pueda vivir y soñar de nuevo. Las palabras, habladas y escritas, son poderosas. Firme un acuerdo con usted mismo para cambiar su vida para bien. Llene el siguiente contrato, fírmelo, póngale fecha y colóquelo en donde pueda verlo todos los días.

CONTRATO CON USTED MISMO

Yo, _____, haré los cambios necesarios para recuperar mi salud y mi vida. Escucharé a mi cuerpo y encontraré a un médico que apoye el uso de hormonas tiroideas naturales desecadas y entienda que el hipotiroidismo se diagnostica con la observación de los síntomas clínicos y no mediante pruebas de laboratorio. Tengo una responsabilidad conmigo mismo, con mi familia y amigos de sentirme bien, de sentirme saludable. Mi vida es importante.

Firma:_____

Fecha:_____

LA HISTORIA DE DEBBIE

Como reflexión final, les dejo las palabras de una huésped que decidió expresar su experiencia en verso.

Mi historia, como la tuya,

Ha sido complicada.

Podría extenderme sobre

Los problemas de mi vida pasada,

Las noches en vela,

Los días sin paz,

Los médicos que consulté,

Y los remedios que compré.

Todo para nada;

Me sentí aprisionada

Entre el miedo, el dolor y el malestar

Sin saber que iba a pasar.

Los «expertos» dijeron «los exámenes están bien.

Todo está en tu cabeza.

Los antidepresivos son la respuesta».

¡PUES NO MÁS, NO PARA MÍ!

Gracias, Dios

Por ayudarme a superarlo,

Por llevarme con quienes

Supieron cómo tratarlo.

Los doctores Hotze, Sheridan y su equipo

Dijeron, «no estás sola, hay esperanza»

Seguí su consejo e hice lo que dijeron

Y tal y como lo pensé, NO ERA MI IMAGINACIÓN.

Es maravilloso; es genial.

La vida no debería terminar a los veintiocho.

Mi hijo recuperó a su madre; mi esposo, a su mujer,

Y ahora estoy lista para comenzar a correr.

Si esto le suena conocido

Y se siente perdida y fuera de sí,

Llame a Hotze–

La van a ayudar, ¡apuesto a que sí!

RESUMEN

1. Dios le otorgó poderes regenerativos a su cuerpo.

2. Escucharlo es la clave no solo para determinar el rumbo a seguir con nuestros huéspedes, sino también para hacer los ajustes necesarios a su tratamiento.

3. Debe tomar pasos positivos para proteger su salud y le invito a que lo haga por escrito.

4. Si desea más información, visite los sitios electrónicos www.hotzehwc.com/ArtOfListening y www.hotzehwc.com/RealSuccessStories.

¿TIENE UNA BAJA FUNCIÓN TIROIDEA?

(hipotiroidismo)

Lea cada pregunta cuidadosamente y marque la opción adecuada.
*Al terminar, otórguele **un punto** a cada marca para obtener el resultado final.*

☐ ¿Siente fatiga?	☐ ¿Siente hormigueo o adormecimiento en manos y pies?
☐ ¿Tiene un colesterol alto?	☐ ¿Suda menos?
☐ ¿Se le complica perder peso?	☐ ¿Ha tenido problemas de infertilidad o abortos involuntarios?
☐ ¿Se le enfrían las manos y los pies?	☐ ¿Padece de infecciones recurrentes?
☐ ¿Es sensible al frío?	☐ ¿Siente dolores musculares?
☐ ¿Tiene problemas para pensar?	☐ ¿Siente dolor en las articulaciones?
☐ ¿Tiene problemas para concentrarse?	☐ ¿Se desvanecen sus cejas o pestañas?
☐ ¿Padece de niebla cerebral?	☐ ¿Se le agranda la lengua con las hendiduras en los dientes?
☐ ¿Tiene una memoria a corto plazo deficiente?	☐ ¿Tiene la piel pastosa, hinchada o pálida?
☐ ¿Tiene episodios de depresión?	☐ ¿Ha perdido vello?

☐ ¿Está perdiendo pelo?	☐ ¿Tiene la voz ronca?
☐ ¿Evacúa menos de una vez al día?	☐ ¿Tiene el pulso bajo?
☐ ¿Tiene la piel seca?	☐ ¿Tiene una baja presión sanguínea?
☐ ¿Siente comezón en la piel durante el invierno?	☐ ¿Tiene una temperatura corporal por debajo de los 98.6º?
☐ ¿Retiene fluidos?	☐ ¿Padece de apnea del sueño?
☐ ¿Tiene dolores de cabeza recurrentes?	☐ ¿Siente fatiga durante las tardes?
☐ ¿Duerme sin descansar?	☐ ¿Se despierta cansado?

PUNTAJE TOTAL

<9 – Es poco probable que tenga una baja función tiroidea

9-28 – Es posible que tenga una baja función tiroidea

> 28 – Es muy probable que tenga una baja función tiroidea

SOBRE EL AUTOR

EL DOCTOR STEVEN F. HOTZE se graduó de la carrera de medicina de la Universidad de Texas, en 1976. Durante la década de los ochenta, comenzó a buscar alternativas para atender la afección cardiaca de su padre, con la intención de encontrar soluciones reales, mejores que las medicinas y la cirugía que habían fracasado. Descubrió métodos seguros, efectivos y sin necesidad de medicamentos que le permitieron a su padre vivir ocho productivos años, además de revolucionar su forma de practicar medicina.

En 1989, el doctor Hotze fundó el Hotze Health & Wellnes Center en Houston, Texas, con el objetivo de ofrecer un camino revolucionario para conseguir una salud óptima que girara en torno a las palabras del paciente y terapias naturales como la sustitución de hormonas bioidénticas, inmunoterapia, suplementos nutricionales y un programa de alimentación saludable y balanceado. Con los años, miles de pacientes del centro han recuperado su salud y mejorado su calidad de vida.

El doctor Hotze es miembro de la American Academy of Otolaryngic Allergy, fue presidente de la Pan American Allergy Society, y fundador y presidente de la American Academy of Biologically Identical Hormone Therapy (AABIHT). En AABIHT, muchos médicos han aprendido los métodos comprobados y efectivos del doctor Hotze para devolver la salud, aumentar la energía y recuperar las vidas de mujeres de edad media.

El doctor, junto con otros médicos del Hotze Health & Wellness Center, conducen un programa de radio de nombre "Health & Wellness Solutions", emitido en Houston en la estación 700 AM KSEV, o del sitio electrónico www.ksevradio.com, de lunes a jueves, de 12:00 p.m. a 1:00 p.m. hora del centro.

REFERENCIAS

1 Centros de Servicio de Medicare y Medicaid. *Información de las Cuentas del Gasto Nacional en Salud*. Oficina del Actuario, Grupo Nacional de Estadísticas de la Salud, enero 2012.

2 Martin, A. B., D. Lassman, B. Washington, & A. Catlin, y el equipo de las Cuentas del Gasto Nacional en Salud. "Growth in US Health Spending Remained Slow in 2010: Health Share of Gross Domestic Product Was Unchanged from 2009," *Health Affairs*, vol. 31, núm. 1 (enero 2012): 208–219.

3 P. B. Ginsburg. "High and Rising Health Care Costs: Demystifying U.S. Health Care Spending." Princeton, NJ: Robert Wood Johnson Foundation, octubre 2008.

4 Barnes, Broda O. *Hypothyroidism: The Unsuspected Illness*. Nueva York: Harper & Row Publishers, 1976.

5 Lowe, J. C. "Stability, Effectiveness, and Safety of Desiccated Thyroid vs. Levothyroxine: A Rebuttal to the British Thyroid Association," *Thyroid Science*, vol. 4, núm. 3 (2009): C1–12.

6 Cohen, R. A. & P. F. Adams. "Use of the Internet for Health Information: United States, 2009," Centros para el Control y Prevención de Enfermedades, agosto 7, 2012, http://www.cdc.gov/nchs/data/databriefs/db66.htm.

7 Rho, M. H., H. P. Hong, Y. M. Park, M. J. Kwon, S. J. Jung, Y. W. Kim, & T. Kang. "Diagnostic Value of Antithyroid Peroxidase Antibody for Incidental Autoimmune Thyroiditis Based on Histopathologic Results," *Endocrine*, mayo 2012 (Publicación electrónica disponible).

8 Rambhade, S., A. Charkarborty, A. Shrivastava, U. K. Patil, & A. Rambhade. "A Survey on Polypharmacy and Use of Inappropriate Medications," *Toxicol. Int.*, vol. 19, núm. 1 (2012): 68–73.

9 Centro Nacional de Medicina Complementaria y Alternativa. "The Use of Complementary and Alternative Medicine in the United States," diciembre 2008, recuperado el 7 de agosto de 2012, http://nccam.nih.gov/news/camstats/2007/camsurvey_fs1.htm.

[10] Lazarou, J., Pomeranz, B.H., Corey, P.N., "Incidence of Adverse Drug Reactions in Hospitalized Patients: A Meta-Analysis of Prospective Studies," *J Am Med Assoc*, Vol. 279, Núm. 15: 1200-05.

[11] Andersen, S., K. M. Pedersen, N. H. Bruun, & P. Laurberg. "Narrow Individual Variations in Serum T4 and T3 in Normal Subjects: A Clue to the Understanding of Subclinical Thyroid Disease," *J. Clin. Endocrinol .Metab.*, vol. 87, núm. 3 (2002):1068–72.

[12] Hollowell, J. G., N. W. Staehling, W. D. Flanders, W. H. Hannon, E. W. Gunter, & C. A. Spencer. "Serum TSH, T4, and Thyroid Antibodies in the United States Population (1988–1994): National Health and Nutrition Examination Survey (NHANESIII)," *J. Clin. Endocrinol. Metab.*, vol. 87, núm. 2 (2002): 489–99.

[13] Centros para el Control y Prevención de Enfermedades. "Congenital Hypothyroidism," recuperado el 25 de junio de 2012, http://www.cdc.gov/ncbddd/pediatricgenetics/key_findings.html.

[14] Asociación Americana de Endocrinólogos Clínicos. "Blue Paisley Ribbon Introduced as the New Symbol for Thyroid Awareness," recuperado el 31 de octubre de 2012, http://media.aace.com/press-release/blue-paisley-ribbon-introduced-new-symbol-thyroid-awareness.

[15] Centros para el Control y Prevención de Enfermedades. "National Diabetes Fact Sheet, 2007," recuperado el 7 de agosto de 2012, http://www.cdc.gov/diabetes/pubs/pdf/ndfs_2007.pdf.

[16] Noticieros de la CBS. "The Cost of Dying," 3 de diciembre de 2010, recuperado el 7 de agosto de 2012, http://www.cbsnews.com/2100-18560_162-5711689.html.

[17] Gharib, H., R. M. Tuttle, H. J. Baskin, L. H. Fish, P. A. Singer, & M. T. McDermott. "Consensus Statement: Subclinical Thyroid Dysfunction: A Joint Statement on Management from the American Association of Clinical Endocrinologists, the American Thyroid Association, and the Endocrine Society," *J. Clin. Endocrinol. Metab.*, vol. 90, núm. 1 (2005): 581–85.

[18] Arem, Ridha. *The Thyroid Solution: A Revolutionary Mind-Body Program for Regaining Your Emotional and Physical Health*. Nueva York: Ballantine Books, impresión del Grupo Editorial Random House, parte de Random House, Inc., 2007.

[19] Glenmullen, Joseph. *The Antidepressant Solution*. Nueva York: Free Press, división de Simon & Schuster, 2005.

[20] Kharrazian, Datis. *Why Do I Still Have Thyroid Symptoms?* Garden City: Morgan James, 2010.

[21] Schumacher, M., R. Hussain, N. Gago, J. P. Oudinet, C. Mattern, & A. M. Ghoumari. "Progesterone Synthesis in the Nervous System: Implications for Myelination and Myelin Repair," *Front. Neurosci.*, vol. 6, núm. 10 (2012) (Publicación electrónica disponible).

[22] Cowan, L. D., L. Gordis, J. A. Tonascia, & G. S. Jones. "Breast Cancer in Women with a History of Progesterone Deficiency," *Am. J. Epidemiol.*, vol. 114, núm. 2 (1981): 209–17.

[23] Dandona, P. & M. T. Rosenberg. "A Practical Guide to Male Hypogonadism in the Primary Care Setting," *Int. J. Clin. Pract.*, vol. 64, núm. 6 (2010): 682–96.

[24] Hajjar, R. R., F. E. Kaiser, & J. E. Morley. "Outcomes of Long-Term Testosterone Replacement in Older Hypogonadal Males: A Retrospective Analysis," *J. Clin. Endocrinol. Metab.*, vol. 82, núm. 11 (1997): 3793–96.

[25] Jefferies, W. M. *Safe Uses of Cortisol*. Springfield, IL: Charles C. Thomas, 2004.

[26] Kaltsas, G., A. Vgontzas, & G. Chrousos. "Fatigue, Endocrinopathies, and Metabolic Disorders," *PMR*, vol. 2, núm. 5 (2010): 393–98.

[27] Mizokami, T., A. Wu Li, S. El-Kaissi, & J. R. Wall. "Stress and Thyroid Autoimmunity," *Thyroid*, vol. 14, núm. 12 (2004): 1047–55.

[28] Brownstein, David. *Iodine, Why You Need It, Why You Can't Live Without It*. West Bloomfield, MI: Medical Alternatives Press, 2009.

[29] de Benoist, B., F. McLean, M. Andersson, & L. Robers. "Iodine Deficiency in 2007: Global Progress since 2003," *Food and Nutrition Bulletin*, vol. 29, núm. 3 (2008): 195–202.

[30] WHO Nutrition. "The WHO Global Database on Iodine Deficiency," recuperado el 21 de junio de 2012, http://www.who.int/vmnis/en/.

[31] Starr, Mark. *Hypothyroidism, Type 2, The Epidemic*. Columbia: Mark Starr Trust, 2005.

[32] Coleman, R. & R. J. Hay. "Chronic Mucocutaneous Candidosis Associated with Hypothyroidism: A Distinct Syndrome?" *Br. J. Dermatol.*, vol. 136, núm. 1 (1997): 24–29.

[33] Roger, V. L, Go, A.S., Lloyd-Jones, D.M., Benjamin, E.J., Berry, J.D., Borden, W.B., Bravata, D.M., Dai, S., Ford, E.S., Fox, C.S., Fullerton, H.J., Gillespie, C., Hailpern, S.M., Heit, J.A., Howard, V.J., Kissela, B.M., Kittner, S.J., Lackland, D.T., Lichtman, J.H., Lisabeth, L.D., Makuc, D.M., Marcus, G.M., Marelli, A., Matchar, D.B., Moy, C.S., Mozaffarian, D., Mussolino, M.E., Nichol, G., Paynter, N.P., Soliman, E.Z., Sorlie, P.D., Sotoodehnia, N., Turan, T.N., Virani, S.S., Wong, N.D., Woo, D., Turner, M.B., en nombre del Comité de Estadísticas y Subcomité de Estadísticas de Ataques

Cerebrales de la Sociedad Americana del Corazón. "Heart Disease and Stroke Statistics—2012 Update: A Report from the American Heart Association," *Circulation*, vol. 125 (2012): e2–e220.

[34] Parle, J. V., P. Maisonneuve, M. C. Sheppard, P. Boyle, & J. A. Franklyn. "Prediction of All-Cause and Cardiovascular Mortality in Elderly People from One Low Serum Thyrotropin Result: A 10-Year Cohort Study," *Lancet*, vol. 358, núm. 9285 (2001): 861–65.

[35] Linder, F. E & R. D. Grove. *Vital Statistics Rates in the United States 1900–1940.* Washington, DC: Imprenta Federal de los Estados Unidos, 1947.

[36] Anderson, R. N. & H. M. Rosenberg. *Report of the Second Workshop on Age Adjustment.* National Center for Health Statistics, Vital Health Statistics Series 4, núm. 30. Washington, DC: Imprenta Federal de los Estados Unidos, 1998.

[37] Heberden, William. "Description of Angina Pectoris," recuperado el 12 de junio de 2012, http://rwjms1.umdnj.edu/shindler/heberden.html.

[38] Mackenzie, James. *Diseases of the Heart.* London: Henry Frowde, Hodder & Stoughton, 1908.

[39] Barnes, B. O., M. Ratzenhofer, & R. Gisi. "The Role of Natural Consequences in the Changing Death Patterns," *J. Am. Geriatr. Soc.*, vol. 22, núm. 4 (1974): 176–79.

[40] Pauling, L. & M. Rath. "Hypothesis: Lipoprotein(A) Is a Surrogate for Ascorbate," *Proc. Natl. Acad. Sci.*, vol. 87 (1990): 6204–7.

[41] Rath, Matthias. *Why Animals Don't Get Heart Attacks but People Do.* Santa Clara: MR Publishing, 2000.

[42] Gelb, Douglas J. "Hypothyroidism: Historical Note and Nomenclature," recuperado el 16 de julio de 2012, http://www.medmerits.com/index.php/article/hypothyroidism/P1.

[43] Stabouli, S., S. Papakatsika, & V. Kotsis. "Hypothyroidism and Hypertension," *Expert Review of Cardiovascular Therapy*, vol. 8, núm.11 (2010): 1559–65.

[44] Dawber, T. R., F. E. Moore, & G. V. Mann. "Coronary Heart Disease in the Framingham Study," *Am. J. Public Health Nations Health*, vol. 47, núm. 4, pt. 2 (1957): 4–24.

[45] Wren, J. C. "Symptomatic Atherosclerosis: Prevention or Modification by Treatment with Desiccated Thyroid," *J. Am. Geriatr. Soc.*, vol. 19, núm. 1 (1971):7–22.

[46] Asvold, B. O., L. I. Vatten, T. I. Nilsen, & T. Bjoro. "The Association between TSH within the Reference Range and Serum Lipid Concentrations in a Population-Based Study: The HUNT Study," *Eur. J. Endocrinol.*, vol. 156, núm. 2 (2007):181–86.

[47] Rodondi, N., Newman, A.B., Vigginghoff, E., de Rekeneire, N., Satterfield, S., Harris, T.B., Bauer, D.C. "Subclinical Hypothyroidism and the Risk of Heart Failure, Other Cardiovascular Events, and Death," *Arch. Int. Med.*, vol. 165 (2005):2460–66.

[48] Hurxthal, L. M. "Blood Cholesterol & Thyroid Disease—III: Myxedema And Hypercholesterolemia," *Arch. Intern. Med.*, vol. 53, núm. 5 (1934): 762–81.

[49] Barnes, B. O. "Prophylaxis of Ischaemic Heart-Disease by Thyroid Therapy," *Lancet*, vol. 274, núm. 7095 (1959): 149–52.

[50] Kountz, W. "Thyroid Function and Its Possible Role in Vascular Degeneration," American Lecture Series, núm. 108. Springfield, IL: C. C.Thomas, 1951.

[51] Virchow, R. *Die Cellularpathologie in ihrer Begründung auf physiologische und pathologische (Cellular Pathology as Based upon Physiological and Pathological History)*. Berlín: August Hirschwald, 1858.

[52] Konstantinov, I. E., N. Mejevoi, & N. M. Anchkov. "Nikolai N. Anichkov and His Theory of Atherosclerosis," *Tex. Heart Inst. J.*, vol. 33 (2006): 417–23.

[53] *USA Today*. "Cholesterol Guidelines Become a Morality Play," recuperado el 24 de julio de 2012, http://www.usatoday.com/news/health/2004-10-16-panel-conflict-ofinterest_x.htm.

[54] Behar, S., Graff, E., Reicher-Reiss, H., Boyko, V., Benderly, M., Shotan, A., Brunner, D. "Low Total Cholesterol Is Associated with High Total Mortality in Patients with Coronary Artery Disease," *Eur. Heart J.*, vol. 18 (1997): 52–59.

[55] Ellison, Shane. *The Hidden Truth About Cholesterol-Lowering Drugs*. s.l.: Health Myths Exposed, 2006.

[56] Asociación Americana del Corazón. "About Cholesterol," recuperado el 20 de agosto de 2012, http://www.heart.org/HEARTORG/Conditions/Cholesterol/AboutCholesterol/AboutCholesterol_UCM_001220_Article.jsp.

[57] *Wikipedia*. "Cholesterol," recuperado el 20 de agosto de 2012, http://en.wikipedia.org/wiki/Cholesterol.

[58] Saul, S. "Pfizer to End Lipitor Ads by Jarvik," *The New York Times*, 20 de febrero de 2008, recuperado el 24 de julio de 2012, http://www.nytimes.com/2008/02/26/business/26p_zer.html?_r=1.

[59] Graveline, Duane. *Lipitor, Thief of Memory*. s.l.: publicación propia, 2006.

[60] Rosenbaum, D., J. Dallongeville, P. Sabouret, & E. Bruckert. "Discontinuation of Statin Therapy Due to Muscular Side E_ ects: A Survey in Real Life," *Nutr. Metab. Cardiovasc. Dis.*, 28 de junio de 2012 (Publicación electrónica disponible).

[61] Fischer, C., Wolfe, S.M., Sasich, L., & Lurie, P. "Petition to Require a Box Warning on All Statins," recuperado el 24 de julio de 2012, http://www.citizen.org/hrg1588.

[62] Administración de Alimentos y Medicamentos (FDA). "Adverse Events Reporting System (AERS) Patient Outcomes by Year," recuperado el 24 de julio de 2012, http://www.fda.gov/Drugs/GuidanceComplianceRegulatoryInformation/Surveillance/AdverseDrugEffects/ucm070461.htm.

[63] Hak, A. E., H. A. Pols, T. J. Visser, H. A. Drexhage, A. Hofman, & J. C. Witteman. "Subclinical Hypothyroidism Is an Independent Risk Factor for Atherosclerosis and Myocardial Infarction in Elderly Women: The Rotterdam Study," *Ann. Intern. Med.*, vol. 132, núm. 4 (2000): 270–78.

[64] Centros para el Control y Prevención de Enfermedades. "Overweight and Obesity: Adult Obesity Facts," recuperado el 24 de julio de 2012, http://www.cdc.gov/obesity/data/adult.html.

[65] Pirámide alimenticia "MyPyramid," recuperado el 24 de julio de 2012, http://www.foodpyramid.com/.

[66] O'Connor, K. A., R. J. Ferrell, E. Brindle, J. Shofer et al. "Total and Unopposed Estrogen Exposure across Stages of the Transition to Menopause," *Cancer Epidemiol. Biomarkers Prev.*, vol. 18, núm. 3 (2009): 828–36.

[67] Centros de Servicio de Medicare y Medicaid. "National Health Expenditure Data," recuperado el 24 de julio de 2012, http://www.cms.hhs.gov/NationalHealthExpend-Data/25_NHE_Fact_Sheet.asp.

[68] Schumm-Draeger, P. M. "Diabetes Mellitus and Frequently Associated Endocrine Diseases," *MMW Fortschr. Med.*, vol. 148, núm. 37 (2006): 47.

[69] Witek, P. R., J. Witek, & E. Pankowska. "Type 1 Diabetes-Associated Autoimmune Diseases: Screening, Diagnostic Principles and Management" (artículo escrito en polaco), *Med. Wieku Rozwoj.*, vol. 16, núm. 1 (2012): 23–34.

[70] AERS (Sistema de Notificación de Eventos Adversos) resultados de pacientes por año. *www.fda.gov.* [En línea] [citado: julio 24 de 2012 .] http://www.fda.gov/Drugs/GuidanceComplianceRegulatoryInformation/Surveillance/AdverseDrugEffects/ucm070461.htm.

[71] Agencia de Alimentos y Medicamentos (FDA). "Text of the Prescription Drug Marketing Act of 1987," recuperado el 25 de julio de 2012, http://www.fda.gov/

Regulatory-Information/Legislation/FederalFoodDrugandCosmeticActFDCAct/
SignificantAmendmentstotheFDCAct/PrescriptionDrugMarketingActof1987/
ucm201702.htm.

[72] Bulik, B. S. "Ad Spending: 15 Years of DTC." En Pharmaceutical Marketing
(notas), octubre 17 de 2011. Recuperado el 25 de julio de 2012, http://gaia.
adage.com/images/bin/pdf/WPpharmmarketing_revise.pdf.

[73] Sax, J. K. "Financial Conflicts of Interest in Science," Ann. Health Law, vol. 21,
núm. 2 (2012): 291–327.

[74] Drugs.com. "Tamoxifen Side Effects," 2012, recuperado el 25 de julio de 2012,
http://www.drugs.com/sfx/tamoxifen-side-effects.htm.

[75] Maugh, T. H. "Banned Report on Vioxx Published," Los Angeles Times, enero
25 de 2005, recuperado el 25 de julio de 2012, http://articles.latimes.com/2005/
jan/25/science/sci-vioxx25.

[76] Angell, M. The Truth about the Drug Companies: How They Deceive Us and
What to Do About It. Nueva York: Random House, 2004.

[77] Centros para el Control y Prevención de Enfermedades. "Fibromyalgia 2011,"
2011, recuperado el 25 de julio de 2012, http://www.cdc.gov/arthritis/basics/
fibromyalgia.htm.

[78] Wolfe, F., Clauw, D.J., Fitcharles, M.A., Goldenberg, D.L., Katz, R.S., Mease,
P., Russell, I.J., Winfield, J.B., Yunus, M.B. "Preliminary Diagnostic Criteria for
Fribromyalgia and Measurement of Symptom Severity," Arthritis Care &
Research, vol. 5 (2010): 600–10.

[79] Rubenstein, S. "Pfizer and Lilly Plow Marketing Money into
Fibromyalgia," The Wall Street Journal, febrero 9 de 2009, recuperado
el 25 de julio de 2012, http://blogs.wsj.com/health/2009/02/09/
pfizer-and-lilly-plow-marketing-money-into-fibromyalgia/.

[80] Sahay, R. K. & V. S. Nagesh. "Hypothyroidism in Pregnancy," Indian J. Endocrinol.
Metab., vol. 16, núm. 3 (2012): 364–70.

[81] Stagnaro-Green, A. "Maternal Thyroid Disease and Preterm Delivery," J. Clin.
Endocrinol. Metab., vol. 94, núm. 1 (2009): 21–25.

[82] Chen, I. "Pregnancy and the Thyroid," The New York Times, marzo 13 2009,
recuperado el 25 de julio de 2012, http://www.nytimes.com/ref/health/
healthguide/esnhypothyroidism-expert.html?pagewanted=all.

[83] Negro, R., G. Formoso, T. Mangieri, A. Pezzarossa, D. Dazzi, & H. Hassan.
"Levothyroxine Treatment in Euthyroid Pregnant Women with Autoimmune

Thyroid Dissease: Effects on Obstetrical Complications," *J. Clin. Endocrinol. Metab.*, vol. 91, núm. 7 (2006): 2587–91.

[84] Shomon, M. J. "David Derry, M.D., Ph.D., Re: TSH Tests," recuperado el 25 de julio de 2012, http://thyroid.about.com/od/thyroiddrugstreatments/l/blderryb. htm.

[85] Bunevicius, R., G. Kazanavicius, R. Zalinkevicius, & A. J. Prange Jr. "Effects of Thyroxine as Compared with Thyroxine Plus Triiodothyronine in Patients with Hypothyroidism," *New Engl. J. Med.*, vol. 340, núm. 6 (1999): 424–29.

[86] "Prescription Drug Products; Levothyroxine Sodium." *Federal Register,* vol.62, núm. 157 (agosto 14 de 1997) recuperado el 15 de febrero de 2013, http:// www.gpo.gov/fdsys/pkg/FR-1997-08-14/pdf/97-21575.pdf.

ÍNDICE ONOMÁSTICO

D

E

Emperor's New Drugs, The: Exploding the Antidepressant Myth (Kirsch) 189

Enfermedad autoinmune 92, 93, 201

Enfermedad crónica 41

Enfermedad de las arterias coronarias (Véase Enfermedad del Corazón) 127, 128, 131, 140

Enfermedad del corazón 125

  angina de pecho 130–131, 135

  arritmia 257

  aterosclerosis 127, 146–147, 149

  bacteria 93, 97, 99, 121, 123, 133, 249–251

  causas 41, 60, 66, 91–92, 120, 124, 131, 136, 154, 164, 199, 208, 220, 234

  colesterol (Véase también Colesterol) 137–138, 141

  envejecimiento y hormonas 81, 107

  estadísticas 48, 54, 127, 136, 163, 176

  estudio de Barnes 135-137

  factores de riesgo 135

  Framingham, estudio 136, 274

  hipertensión (Véase también Hipertensión) 47, 56, 127, 132, 166

  hormona tiroidea desecada 42, 54, 66, 100, 136–137, 183, 215, 236–237, 241

  infección 132

  inflamación 93, 132

insuficiencia cardiaca congestiva 130, 135

mucina 148–149

obesidad 151, 153, 155, 161, 163, 165–166

polimedicación 47, 169, 174

tratamientos 18, 20, 25, 35–36, 49, 92, 171, 179, 207, 215, 234, 240

TSH 64, 77, 80, 116, 118–119, 122, 137, 147, 235–236, 242, 272, 275, 278

vitamina C 132

Enfermedades 11, 14, 22–24, 26, 28, 38, 40–42, 46–47, 54, 56–58, 80–82, 93, 96, 98, 106–107, 109–110, 116, 127–132, 134, 136, 139–140, 144, 146–148, 150–152, 163, 166–167, 175, 177, 200, 206, 230, 234, 252

  enfermedad autoinmune 92–93, 201

  enfermedades infecciosas (Véase Enfermedades infecciosas e infecciones) 128

  inflamación y 93, 132

Enfermedad celiaca 96

Envejecimiento 38, 40, 46, 56, 79, 82, 92, 102, 107, 145

  artritis y 22, 28, 47, 54, 56, 81, 94, 106–107, 109, 178, 230

  cáncer y 22, 28, 47, 54–57, 81, 106–107, 116, 143, 145, 151, 162, 166, 169, 177, 207, 215, 230, 252

  hipertensión 47, 56, 127, 132, 166

I

O

Obesidad 21–22, 47, 56, 81, 116, 151–154, 163, 165, 166–167

Obesidad (Véase también Metabolismo) 21–22, 47, 56, 81, 116, 151–154, 163, 165–167

aditivos químicos 161

apnea del sueño 166

artritis y 56, 109

cáncer 22, 28, 47, 54–57, 81,106–107, 116, 143, 145, 151, 162, 166, 169, 177, 207, 215, 230, 252

casos 14–17, 22, 28, 40–41, 57, 91, 93, 118–119, 130–131, 134–135, 139, 145, 148, 163, 166, 190, 198, 207, 215, 246, 256, 257, 262

costos 153

definición 155

diabetes 163

enfermedad del corazón 135, 147

envejecimiento 107

estadísticas en Estados Unidos 22–23

estrógeno 32, 92, 99, 101–104, 124, 141, 154, 162, 183, 213, 215, 220–223, 236, 248–249

fluoruro 82, 92, 113, 117, 121, 124, 250, 252

hipertensión 47, 56, 127, 132, 166

hormonas 60–61, 63, 81, 104, 161, 248

IMC 155

polimedicación 47, 169, 174

porciones 129, 160–161, 167

problemas para perder peso 257

progesterona 220, 249

recomendaciones oficiales 160

resultados 17, 22–23, 32, 38, 40, 45, 47–49, 55, 76, 78–81, 90, 95, 100, 105, 118, 138, 140, 143, 156–158, 165–166, 186–187, 196–197, 200, 207, 214, 219, 233, 235, 239–240, 260

testosterona 103, 105–106, 141–142, 162, 213, 227, 248

xenoestrógenos 162

Omega-3 ácidos grasos 252

OMS (Organización Mundial de la Salud) 118

Ord, William 15–17, 20, 24, 134

Organizaciones de Mantenimiento de la Salud (Véase HMO) 37

Osteoporosis 56, 81, 252

P

Páncreas 164, 258

Pardinon 115

Parlodel 157

Pastillas anticonceptivas 53, 103, 208, 216

Pauling, Linus 134, 272

Penicilina 129

Pirámide alimenticia 160

Pituitaria, glándula 64, 68, 77, 80–81, 91, 116, 118–119, 235–236

Plan de bienestar (Véase también Tratamiento) 45

Polimedicación 37, 47, 170–171, 176, 191

Porciones 129, 160–161, 167

Prediabetes 163, 258

Premarin 32, 104

Presión arterial (Véase hipertensión) 73–74, 109, 111, 127, 131, 136, 138, 165, 172

Presión arterial alta (Véase Hipertensión) 165

Probióticos 122, 251

Problemas para perder peso (Véase también Obesidad) 257

Progesterona (Véase también Hormonas sexuales) 36, 91, 99–103, 124, 141–142, 154, 162, 183, 213–216, 220–223, 248–249, 260

colesterol 137–138, 141

deficiencia como causa de hipotiroidismo 154

embarazo 84, 99, 218, 220

estrógeno y (Véase también Estrógeno) 99, 102–103, 124, 162, 183, 248–249

fertilidad 215

obesidad 151, 153, 155, 161, 163, 165–166

recetas médicas 192–193

suplementos 42, 44, 46, 62, 66, 71, 103, 106, 118, 121–122, 134, 136, 149, 182, 197, 212, 215–216, 218–219, 223, 227, 235, 243, 251–253, 256–257, 261–262, 267

T3 35, 60–61, 65–67, 99, 101, 103, 105, 118, 154, 222–223, 237–240, 252, 272

T4 35, 60–61, 65–68, 70, 79, 98–99, 101, 103, 118, 154, 222–223, 237–240, 252, 272

tiroiditis autoinmune 94, 99, 218

Programa de Alimentación Óptima de Hotze 44

Proteína C-reactiva 135

Prótesis de articulaciones 55

Prozac 184, 188

Pruebas de hipotiroidismo 79

evaluación en línea 107

lista 34, 101, 156, 263, 265

prueba de temperatura 67, 72

sangre (Véase Exámenes de sangre) 32, 35–36, 64–65, 67–68, 72, 76–81, 94–100, 103, 108, 110–111, 118–120, 157, 162–164, 198–199, 213, 219, 221, 225, 229, 236, 242–243, 246, 252

Publicidad y polimedicación 171

Q

Quistes en los ovarios 104

Printed in the USA
CPSIA information can be obtained
at www.ICGtesting.com
LVHW021119210924
791744LV00020B/151/J

9 781599 324883